子どもの食に関わる方々へ

食物アレルギー
ハンドブック
2018

監修 海老澤 元宏／伊藤 浩明／藤澤 隆夫
作成 日本小児アレルギー学会食物アレルギー委員会

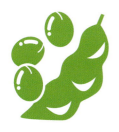
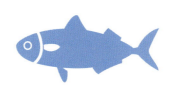
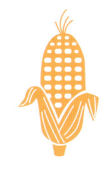

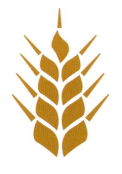
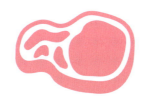
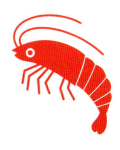

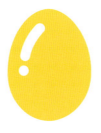
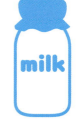

協和企画

序　文

　日本小児アレルギー学会では、食物アレルギーに関する一般向けの啓発書を繰り返し発行してきました。『保護者ならびにコ・メディカルのための食物アレルギーハンドブック』(2006年)、『食物アレルギーハンドブック2014—子どもの食に関わる方々へ—』(2014年)と続き、このたび本書『食物アレルギーハンドブック2018』を作成・発表する運びとなりました。

　本書は、2016年に医療者向けに発行した『食物アレルギー診療ガイドライン2016』の内容に準拠していますが、一部はその後2年間に得られた診療の発展も反映しています。

　食物アレルギーの診療は、過去の「原因食物を除去して、安全な生活管理をする」という基本姿勢から、「正しい診断に基づく必要最小限の原因食物を除去する」に移ってきました。さらに、その方針をもう少し積極的に「食べられる範囲を見極めて食べる」と表現することも増え、食物アレルギーを「治療する」といえる時代に入りつつあります。

　この進歩を支えているのは、「食物経口負荷試験」を行って、食物アレルギーの重症度や、安全に食べられる範囲を診断できる医療機関が増えてきたことです。そして、世界各国で計画的なアレルゲン摂取により耐性化を目指す「経口免疫療法」の研究が行われ、安全を担保できる範囲内でアレルゲンを「食べる」ことが、食物アレルギーを克服する力になることがわかってきました。

　もう一つの大きな発想の転換は、食物アレルギーの「予防」に関する問題にあります。アレルギーを起こす食物は、湿疹のある皮膚や粘膜から体内に入ってくることも明らかとなり、乳児湿疹をしっかり治すことが食物アレルギーの予防に有効であることが期待されています。さらに、アレルゲンになりやすい鶏卵などを乳児期の早い時期から食べ始めることが、むしろアレルギーの発症を減らすこともわかってきました。

　しかし、アレルゲンを摂取することは、症状を誘発するリスクと常に背中合わせにあります。決して自己判断せず、具体的な食事指導を受けられる医療機関を受診して、食物アレルギーの治療に取り組んでいくことをお勧めします。

　本書は、食物アレルギーをもつ子どもの養育者をはじめとして、看護師・栄養士・保健師といったメディカルスタッフ、保育・教育関係者、飲食店や食品産業、行政の関係者など、子どもの「食」に関わるすべての方を対象としています。書かれている内容は、食物アレルギーの診療・研究の最先端に立つ専門医が協議を重ねて確認し、現在の日本における標準的な考え方をお伝えするものです。できるだけ平易でわかりやすい表現に努めていますが、より詳しい情報をお知りになりたい方は、診療ガイドラインやその他の成書をご覧いただくか、各地で開催される研修会や市民公開講座などに足を運んで、専門医の生の声をお聞きください。

　本書の中に、皆様の日頃の疑問に対する答えが見つかり、食物アレルギーに一層の意欲と自信を持って取り組んでいく一助となれば幸いです。

平成30年10月

日本小児アレルギー学会食物アレルギー委員会副委員長　伊藤　浩明

委員長　海老澤元宏

理事長　藤澤　隆夫

日本小児アレルギー学会
「子どもの食に関わる方々へ 食物アレルギーハンドブック2018」作成委員

(敬称略)

監修

海老澤元宏（国立病院機構相模原病院臨床研究センター）

伊藤　浩明（あいち小児保健医療総合センター）

藤澤　隆夫（国立病院機構三重病院）

委員（五十音順　◎印：委員長　○印：副委員長）

○伊藤　浩明（あいち小児保健医療総合センター）

井上祐三朗（千葉県こども病院アレルギー・膠原病科）

今井　孝成（昭和大学医学部小児科学講座）

◎海老澤元宏（国立病院機構相模原病院臨床研究センター）

大嶋　勇成（福井大学医学系部門医学領域小児科学）

大矢　幸弘（国立成育医療研究センター生体防御系内科部アレルギー科）

岡藤　郁夫（神戸市立医療センター中央市民病院小児科）

金子　英雄（国立病院機構長良医療センター）

近藤　康人（藤田医科大学ばんたね病院小児科）

佐藤さくら（国立病院機構相模原病院臨床研究センター病態総合研究部病因・病態研究室）

長尾みづほ（国立病院機構三重病院臨床研究部/アレルギー科）

山田　佳之（群馬県立小児医療センターアレルギー感染免疫・呼吸器科）

吉原　重美（獨協医科大学医学部小児科学）

協力者

足立　雄一（富山大学医学部小児科）

目 次

序文　　　　　　　　　　　　　　　　　　　　　　　　　　　　　　　　　2

第 1 章　食物アレルギーについて

スコープ　　　　　　　　　　　　　　　　　　　　　　　　　　　　　　6
Q1-1　食物アレルギーの子どもはどれくらいいますか。　　　　　　　7
Q1-2　食物アレルギーはどのようにして起こるのですか。　　　　　　8
Q1-3　食物アレルギーと間違いやすい病気を教えてください。　　　　9
Q1-4　食物アレルギーの原因となる食品にはどのようなものがありますか。　10
Q1-5　食物アレルギーになりやすい要因にはどのようなものがありますか。　11
Q1-6　食物アレルギーを予防するにはどうしたらよいですか。　　　12

第 2 章　症状，タイプ，予後

スコープ　　　　　　　　　　　　　　　　　　　　　　　　　　　　　13
Q2-1　食物アレルギーによって起こる症状はどのようなものがありますか。　14
Q2-2　アナフィラキシーはどのような症状ですか。　　　　　　　　15
Q2-3　アトピー性皮膚炎と食物アレルギーの関係について教えてください。　16
Q2-4　新生児・乳児消化管アレルギーについて教えてください。　　17
Q2-5　食物依存性運動誘発アナフィラキシーとその対応について教えてください。　18
Q2-6　口腔アレルギー症候群について教えてください。　　　　　　19
Q2-7　食物アレルギーの症状が強くなる因子にはどのようなものがありますか。　21
Q2-8　食物アレルギーの予後について教えてください。　　　　　　22
Q2-9　食物アレルギーの子どもは喘息になりやすいのでしょうか。
　　　　　「アレルギーマーチ」という言葉を聞きました。　　　　　　23

第 3 章　診断と検査

スコープ　　　　　　　　　　　　　　　　　　　　　　　　　　　　　24
Q3-1　食物アレルギーの検査はいつ受けたらよいでしょうか。　　　25
Q3-2　血液の IgE 抗体検査の解釈について教えてください。　　　　26
Q3-3　アレルゲンコンポーネントとは何ですか。　　　　　　　　　27
Q3-4　皮膚プリックテストについて教えてください。　　　　　　　28
Q3-5　食物経口負荷試験はどのようにして行うのですか。　　　　　29

第 4 章　食物除去の指導

スコープ　　　　　　　　　　　　　　　　　　　　　　　　　　　　　31
Q4-1　原因食物の除去を行う場合に注意する点を教えてください。　32
Q4-2　鶏卵（卵）アレルギーのときに除去する食品と代わりになる食品を教えてください。　33
Q4-3　牛乳（ミルク）アレルギーのときに除去する食品と代わりになる食品を教えてください。　34
Q4-4　アレルギー用ミルクの種類や使い方を教えてください。　　　35
Q4-5　小麦アレルギーのときに除去する食品と代わりになる食品を教えてください。　36
Q4-6　ピーナッツ，ナッツ類，ゴマアレルギーについて教えてください。　37
Q4-7　果物や野菜のアレルギーについて教えてください。　　　　　38

Q4-8	魚介類（魚、甲殻類・軟体類・貝類、魚卵）のアレルギーについて教えてください。	39
Q4-9	大豆やその他の食品のアレルギーのときに注意することを教えてください。	40
Q4-10	食品の加熱や消化によってアレルゲン性はどのように変わるのでしょうか。	41

第 5 章　　食物除去の解除

スコープ		42
Q5-1	食品除去を行っているときの栄養面での注意について教えてください。	43
Q5-2	アレルゲンの強弱表・回転食とは何でしょうか。	44
Q5-3	食物除去の解除はどのように進めていけばよいでしょうか。	45
Q5-4	食べられる食品の種類を広げるにはどうしたらよいですか。	46
Q5-5	給食での食物除去を解除するにはどうしたらよいでしょうか。	47
Q5-6	経口免疫療法はどのような治療でしょうか。どこで行うことができるのでしょうか。	48

第 6 章　　日常生活における注意点

スコープ		49
Q6-1	食品表示の見方について教えてください。	50
Q6-2	アレルギー症状の出現に備えて家庭ではどのような点に気をつけたらよいでしょうか。	51
Q6-3	家庭内での誤食予防対策について教えてください。	52
Q6-4	予防接種や服薬について注意すべき点を教えてください。	53
Q6-5	食物アレルギーの子どもへの接し方について教えてください。	54
Q6-6	通園・通学を始めるときに、施設にどのような手続きをするのが望ましいでしょうか。	55

第 7 章　　医療機関外でアレルギー症状が現れたときの対応

スコープ		56
Q7-1	医療機関外で食物アレルギーの症状が現れた場合の対処法を教えてください。	58
Q7-2	緊急性が高いアレルギー症状が出現した場合の対処法を教えてください。	60
Q7-3	アドレナリン自己注射薬（エピペン®）の使い方について教えてください。	62
Q7-4	どのような人がアドレナリン自己注射薬（エピペン®）を持っていたほうがよいですか。	64

第 8 章　　保育所（園）・幼稚園・学校などの職員の方々へ

スコープ		65
Q8-1	アレルギー症状出現時の保育所（園）・幼稚園・学校などの職員の役割分担について教えてください。	66
Q8-2	生活管理指導表の活用の仕方を教えてください。	67
Q8-3	アナフィラキシーなどの発症予防対策として学校でできることは何でしょうか。	68
Q8-4	食物アレルギーとアナフィラキシーに関する正しい知識を効果的に効率的に学ぶにはどのようにすればよいでしょうか。	69
Q8-5	集団調理における誤食防止のために注意する点を教えてください。	71
Q8-6	給食以外の学習活動で注意する点を教えてください。	72

第 9 章　　災害への備え

スコープ		73
Q9-1	災害に備えて家庭ではどのような準備をしたらよいでしょうか。	74
Q9-2	緊急時に周りの人と助け合うにはどうしたらよいでしょうか。	75
Q9-3	行政や自治体、災害支援団体では、どのような備蓄をしたらよいでしょうか。	76
Q9-4	日本小児アレルギー学会の取り組みにはどのようなことがありますか。	77

食物アレルギーについて

　食物アレルギーとは、原因となる特定の食べ物によって特定の人に免疫が過剰に働き、有害な症状が引き起こされる病気です。第1章では、食物アレルギーとはどのような病気かを解説します。

　食物アレルギーは、体内に吸収された食物（アレルゲン）に対して免疫グロブリンE（IgE）抗体が作られること（感作）から始まります。食物アレルゲンは、腸管だけではなく、気管支や皮膚、目・鼻の粘膜からも体内に入り、IgE抗体が作られてアレルギーが発症します（図1-1）。

　IgE抗体が作られた人の体内に再びアレルゲンが入ると、アレルギー反応が起こります（Q1-2）。食物アレルギーは、食べ物を食べた後に現れるすべての症状を指すと思われがちですが、免疫の働きが関係していない場合は食物アレルギーではありません（Q1-3）。

　乳児期の食物アレルギーの原因食物は、鶏卵、牛乳、小麦が多く認められます（Q1-4）。最近の研究で、乳児期にアトピー性皮膚炎のようにかゆみのある湿疹や皮膚炎があると、食物アレルギーになりやすいことがわかってきました（Q1-5）。一方、腸管から吸収された食べ物にはアレルギーを抑制する仕組みがあるため、食物アレルギーの予防には、「離乳食を早期から少しずつ食べ始めること」が推奨されています（Q1-6）。

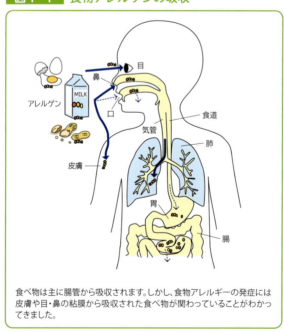

図1-1　食物アレルゲンの吸収

食べ物は主に腸管から吸収されます。しかし、食物アレルギーの発症には皮膚や目・鼻の粘膜から吸収された食べ物が関わっていることがわかってきました。

Q1-1 食物アレルギーの子どもはどれくらいいますか。

A 食物アレルギーがある子どもの割合は、診断基準や調査方法によって多少異なりますが、医師から診断を受けたことのある乳幼児は5〜10％（図1-2）、年齢とともに減少して、小学生から高校生で2.3％と報告されています。

食べ物を摂取後60分以内にアレルギー症状が現れて、医療機関を緊急受診した患者さんの全国調査の結果を見ると、0歳児が30％、1歳以下で過半数を占めており、年齢の低い子どもに多い病気といえます（図1-3）。ただし、小児だけの病気ではなく、成人でも食物アレルギーで緊急受診する患者さんはいます。

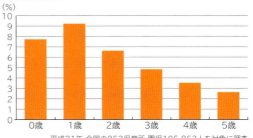

図1-2 乳幼児の食物アレルギー有病率

平成21年 全国の953保育所 園児105,853人を対象に調査
（日本保育園保健協議会）

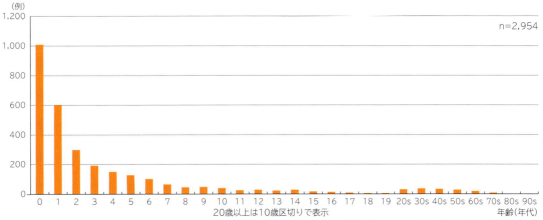

図1-3 食物アレルギーの年齢分布

（今井孝成、ほか．アレルギー．2016；65：942-6より転載）

Q1-2 食物アレルギーはどのようにして起こるのですか。

A 細菌やウイルスなどの病原体や異物から体を守る仕組みを「免疫」といい、体にとって無害である食べ物に免疫が過剰に働いて有害な症状を起こすことを「アレルギー反応」といいます。

口から摂取された食物のタンパク質はペプチドやアミノ酸に分解（消化）され、小腸から吸収されて栄養素になります。正常な腸管には、体が必要とする食べ物や、共生している腸内細菌叢に対して余計な免疫反応を起こさない経口免疫寛容という仕組みが備わっています。

一方、皮膚や粘膜には、蚊が媒介する感染症や、粘膜から侵入する寄生虫などから体を守る免疫力が備わっています。そのバリア機能が低下すると未消化のタンパク質が侵入します。これが体にとって「異物」として認識されると、それを排除しようとして免疫力が働いてしまいます。

皮膚や粘膜では、その表面を覆う上皮細胞が生体を守っていますが、何らかの刺激で壊されると危険信号を発信します。危険信号とともに生体内に異物（アレルギーではアレルゲン）が侵入すると、皮膚や粘膜の抗原提示細胞がリンパ球に情報を伝えて、形質細胞がIgE抗体を産生します（感作）。産生されたIgE抗体は、血液中を流れて皮膚や粘膜にいるマスト細胞の表面に結合して待機しています。

感作された生体に再びアレルゲンが侵入すると、マスト細胞上のIgE抗体がそれを捕まえてマスト細胞が活性化し、ヒスタミンやロイコトリエンという化学伝達物質を放出します。これによってアレルギー症状が引き起こされます。この反応は原因食物を摂取後2時間以内に起こることが多いため、「即時型反応」といわれます（図1-4）。さらに、好酸球が集まって炎症が起きることもあります。

新生児や乳児などでは、IgE抗体を介さずに原因食物のタンパク質の一部であるペプチドに反応するリンパ球が活性化され、サイトカインなどにより炎症が生じることもあります（Q2-4）。

図1-4 IgE依存性アレルギー反応

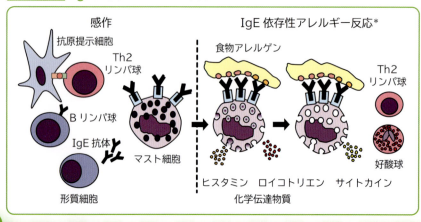

＊：抗原提示細胞からの情報がリンパ球に伝わってIgE抗体が作られ、アレルギー反応を起こす準備状態である「感作」が生じます。食物アレルゲンがIgE抗体に結合してマスト細胞が活性化すると即時型アレルギー症状が起きます。

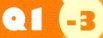
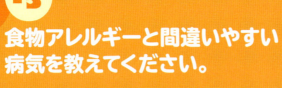

Q1-3 食物アレルギーと間違いやすい病気を教えてください。

A 食べ物を食べることで体に異常が起きるのはアレルギーに限りません。食物アレルギーは、特定の人が特定の食物を摂取した場合に、過剰な免疫反応によって起きることをいいます(Q1-2)。免疫が関係していない場合は、食物アレルギーではありません。

免疫が関係しない病気として、ウイルスや細菌、毒キノコなどによる「食中毒」があります。成分の一部を消化できないために下痢になる「食物不耐症」もあり、乳糖を分解する力が弱いために牛乳を飲むと下痢になる「乳糖不耐症」は食物不耐症の1つです。

ホウレンソウやトマトなどの野菜、チーズやワインなどの発酵食品、保存状態が悪い魚にはヒスタミンなどの「薬理活性物質」が多く含まれていることがあり、それを食べると皮膚のかゆみや、じんましんなど、食物アレルギーのような症状が起きることもあります(表1-1)。

また、タンパク質を多く含む食物を食べると体が温まるのですが、体が温まることによって湿疹の赤みやかゆみが増したと感じることがあります。

こうした現象は、体に危険を伴うアレルギー反応とははっきり区別して理解しておくことが大切です。

表1-1 食物アレルギーと間違いやすい病気や症状とその原因

食物アレルギーと間違いやすい病気	原因	症状と例
食中毒	食物の中に含まれる病原菌や毒素などにより引き起こされる	病原性大腸菌O157で汚染された食品などの摂取による下痢・腹痛などの症状
食物不耐症	特定の食物を消化できない体質により引き起こされる	乳糖を分解する酵素が先天的に欠損あるいは持続性の下痢のため一時的に乳糖を分解する酵素の力が低下した状態
薬理活性物質による症状（仮性アレルゲンと呼ばれていた）	食物に含まれる化学物質によってアレルギーのような症状が引き起こされる	保存状態が悪い青背魚などによるじんましん

Q1-4 食物アレルギーの原因となる食品にはどのようなものがありますか。

A 食物アレルギーの原因となりやすい食物には、胃酸に抵抗性があり、消化酵素で分解されにくいという特徴があります。

即時型食物アレルギーで病院を緊急受診した患者さんの原因食物としては、鶏卵、牛乳、小麦が全体の7割を占めます（図1-5）。原因食物の頻度は、乳幼児期には鶏卵、牛乳、小麦が多く、幼児期以降はピーナッツ、エビ・カニ、果物が増えます。学童期から成人期にかけて新規発症する食物アレルギーは、エビ・カニなどの甲殻類や果物、ソバが原因となることが多くなります（表1-2）。

学童期以降に増える果物や生野菜のアレルギーの多くは「口腔アレルギー症候群」です。これは食べたときに口の中がかゆくなることが特徴で、発症のきっかけは花粉症です。花粉で作られたIgE抗体が食べ物にも反応することが原因ですが、食物を加熱すると症状なく食べられることが多いことも特徴です（Q2-6）。また、学童期から成人期に新規発症する小麦アレルギーは、食物依存性運動誘発アナフィラキシーが多くなります（Q2-5）。

図1-5 食物アレルギーの原因食物の内訳

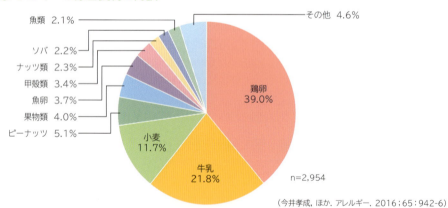

（今井孝成, ほか. アレルギー. 2016；65：942-6）

表1-2 新規発症の原因食物

n=1,706

	0歳 (884)	1歳 (317)	2、3歳 (173)	4～6歳 (109)	7～19歳 (123)	≧20歳 (100)
1	鶏卵 57.6%	鶏卵 39.1%	魚卵 20.2%	果物 16.5%	甲殻類 17.1%	小麦 38.0%
2	牛乳 24.3%	魚卵 12.9%	鶏卵 13.9%	鶏卵 15.6%	果物 13.0%	魚類 13.0%
3	小麦 12.7%	牛乳 10.1%	ピーナッツ 11.6%	ピーナッツ 11.0%	鶏卵 小麦 9.8%	甲殻類 10.0%
4		ピーナッツ 7.9%	ナッツ類 11.0%	ソバ 魚卵 9.2%		果物 7.0%
5		果物 6.0%	果物 8.7%		ソバ 8.9%	

年齢群ごとに5%以上を占めるものを上位第5位まで記載
（今井孝成, ほか. アレルギー. 2016；65：942-6）

Q1-5 食物アレルギーになりやすい要因にはどのようなものがありますか。

A アレルギーになりやすいかどうかの1つの判断材料として、両親やきょうだいのうち誰かが喘息やアトピー性皮膚炎などのアレルギー疾患を持っているかどうかがあります。ただし、花粉症を持つ成人がとても多いことから、両親のどちらかにアレルギーのある子どもの割合は70％にも達しています。

また、アレルギーになりやすい人は、アレルギーや免疫に関連する遺伝子に変異があることが解明されてきました。この遺伝子の変異は個人の特性ともいうべきもので「病気」ではありません。生活・発育環境によってその影響は異なり、アレルギーが起きやすい一方で、体にとって有利な働きをしている可能性もあります。

さらに、秋や冬に生まれた子どもは日光を浴びる機会が少ないために、日光を浴びることで体内で作られるビタミンDが不足してアレルギーが起きやすくなるのではないかといわれていますが、科学的な結論は得られていません。

最近はアトピー性皮膚炎のように皮膚に湿疹（炎症）が起きて「バリア機能」が低下することでさまざまな食物が体に侵入し、IgE抗体が作られてアレルギー反応が起きやすい免疫状態になる「経皮感作」という考え方が注目されています。最新の研究でも、乳児の湿疹やアトピー性皮膚炎は食物アレルギー発症の最大のリスク要因と考えられるようになりました（図1-6、Q1-2）。

図1-6 食物アレルギーのリスク要因

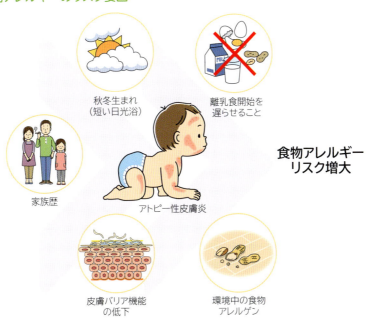

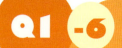

食物アレルギーを予防するにはどうしたらよいですか。

A 食物アレルギーの予防には、食物に対してIgE抗体が作られること（感作）を防ぐ「一次予防」と、すでに感作されている人（多くは未摂取の乳児）が症状を起こさずに食べられるようになる「二次予防」があります。

一次予防として、かつては妊娠中・授乳中の食物除去、完全母乳（ミルクを一切飲ませないこと）、アレルギー用ミルク（Q4-4）の使用、アレルギーが起きやすい食物や離乳食全般の開始を遅らせることなどが推奨されましたが、これらの予防的アレルゲン除去はその後の研究ですべて否定されています（表1-3）。

妊娠・授乳中の過剰な食物制限は、お母さんと赤ちゃんの両方に有害な栄養障害を来す恐れがあります。厚生労働省の『授乳・離乳の支援ガイド』では「離乳食の開始は生後5〜6か月ころ」が推奨されています。

食物アレルギーを発症する一番大きな要因は、赤ちゃんの「湿疹」です（Q1-5）。生後早期から保湿剤によるスキンケアを行って、アトピー性皮膚炎が30〜50％予防できたという研究があります。また、アトピー性皮膚炎をしっかり治療した上で生後6か月ころから微量の加熱鶏卵を摂取開始すると、鶏卵アレルギーを発症した子どもが減ったことも報告されています（専門施設での厳密な管理が必要です）。

初めて食べた食材でアレルギーにならないように、家族に強い食物アレルギー症状の経験がある人や、湿疹が治りにくかった経験のある人は、医師に相談しながら離乳食を進めましょう。

表1-3 食物アレルギー発症予防に関するまとめ

発症予防	最近の考え方
母親の食物除去	妊娠・授乳中の母親が特定の食物を除去しても食物アレルギーは予防できません
（完全）母乳栄養	母乳栄養には多くの利点がありますが、完全母乳栄養（ミルクを一切飲ませないこと）にアレルギーを予防する効果はありません
アレルギー用ミルク	アレルギー用ミルク（加水分解乳）で牛乳を除去することによる牛乳アレルギー予防効果は証明されていません
離乳食の開始時期	生後5〜6か月ころが適当です。離乳食の開始をそれ以上遅らせることにアレルギー予防効果はありません
湿疹のコントロール	乳児湿疹をしっかり予防・治療することは食物アレルギー発症予防に必要と考えられています

第2章

症状，タイプ，予後

　食物アレルギーの症状は多彩で、皮膚粘膜・呼吸器・消化器・神経など全身のさまざまな臓器に現れます。

　IgE依存性の食物アレルギーでは、原因食物を摂取して数分から数時間以内に症状が現れます。食べて2時間以内に症状が現れるものを即時型食物アレルギーといいます（**Q2-1**）。中でも複数の臓器に強い症状が起きることをアナフィラキシー、さらに血圧の低下や意識障害を伴う場合をアナフィラキシーショックと呼びます。アナフィラキシーとアナフィラキシーショックは命に関わる重い症状であるため、速やかな治療が必要です（**Q2-2**）。

　特殊なタイプとして、食物依存性運動誘発アナフィラキシーと口腔アレルギー症候群があります。食物依存性運動誘発アナフィラキシーは、原因食物を摂取して運動すると、症状が誘発されるというものです（**Q2-5**）。口腔アレルギー症候群は、口の中のイガイガ感などの症状が主体で、花粉症の人に多く、花粉と反応するIgE抗体が果物や野菜と反応するときに起こります（**Q2-6**）。

　新生児・乳児消化管アレルギーは、人工乳が原因であることが多く、下痢、血便などの消化器の症状を起こします（**Q2-4**）。これは、IgE抗体ではなく、リンパ球が関与して症状が誘発されるタイプの食物アレルギーです（**表2-1**）。

　食物アレルギーの予後として、鶏卵・牛乳・小麦によるアレルギーは6歳ぐらいまでに自然に治っていくことが期待される一方で、ソバや甲殻類など治りにくいものもあります（**Q2-8**）。また、食物アレルギーから始まって、次第に喘息や花粉症に進んでいくことを「アレルギーマーチ」といいます（**Q2-9**）。

表2-1　食物アレルギーの臨床型分類

臨床型		発症年齢	頻度の高い食物	耐性獲得（寛解）	アナフィラキシーショックの可能性	食物アレルギーの機序
新生児・乳児消化管アレルギー		新生児期乳児期	牛乳（乳児用調製粉乳）	多くは寛解	（±）	主に非IgE依存性
食物アレルギーの関与する乳児アトピー性皮膚炎		乳児期	鶏卵、牛乳、小麦、大豆など	多くは寛解	（+）	主にIgE依存性
即時型症状（蕁麻疹、アナフィラキシーなど）		乳児期〜成人期	乳児〜幼児：鶏卵、牛乳、小麦、そば、魚類、ピーナッツなど 学童〜成人：甲殻類、魚類、小麦、果物類、そば、ピーナッツなど	鶏卵、牛乳、小麦、大豆などは寛解しやすい その他は寛解しにくい	（++）	IgE依存性
特殊型	食物依存性運動誘発アナフィラキシー	学童期〜成人期	小麦、エビ、カニなど	寛解しにくい	（+++）	IgE依存性
	口腔アレルギー症候群	幼児期〜成人期	果物・野菜など	寛解しにくい	（±）	IgE依存性

（「食物アレルギーの診療の手引き2017」より改変引用）

Q2-1 食物アレルギーによって起こる症状はどのようなものがありますか。

A 食物アレルギーによって起こる症状というと、皮膚に起きる湿疹などを思い浮かべる人も多いと思いますが、それだけではありません。食物アレルギーの症状は皮膚だけではなく、身体のさまざまな部位に起こることを知っておきましょう。

また、必ずしもすべての症状が同時に出現するわけではありません。このため、食物アレルギーと思われる症状が起こったら、こまめに全身の症状を確認することが大切です（図7-1）。

皮膚の症状

蚊に刺されたときのように、皮膚の一部が赤くなり、くっきりと盛り上がりますが、しばらくすると消えるものを「じんましん（蕁麻疹）」と呼びます。食物アレルギーの症状の中で最も多い症状です。

目・鼻・口の症状

目の症状としては、目の赤み、かゆみ、まぶたの腫れなど、鼻の症状としては、鼻水、鼻づまり、くしゃみなど、口の症状としては、唇や舌の腫れ、口の中の刺激感や違和感などが起こることがあります。

呼吸器の症状

鼻、喉（のど）から肺までを呼吸器と呼びます。喉の症状は、喉の違和感・かゆみ・締め付けられる感じ、声のかすれや、犬が吠えるような咳が認められます。

また、呼吸をするときに「ゼーゼー」、「ヒューヒュー」と音が出ることを喘鳴と呼びます。これは、空気の通り道が狭くなっていることが疑われる大切な症状です。

呼吸をするときの苦しさによって、肩で息をしたり、胸がへこむような呼吸（陥没呼吸）などが起こることがあります。

消化器の症状

吐き気や嘔吐、腹痛、下痢や血便などが起こることがあります。

神経の症状

頭痛が起きたり、ぐったりしたり、不穏状態になることがあります。

循環器の症状

手足が冷たくなったり、唇が青くなったりすることがあります。

Q2-2 アナフィラキシーはどのような症状ですか。

A 強いアレルギー症状が、全身に急速に起こる状態をアナフィラキシーと呼びます。医学的には、「2つ以上の臓器（例えば、皮膚と呼吸器など）に症状が起こる状態」とされています。さらに、血圧低下や意識消失を伴う場合は、アナフィラキシーショックと呼ばれます。死に至る可能性があるとても危険な状態であり、速やかな治療が必要です。

アナフィラキシーの治療については、第7章（Q7-2）を参照ください。

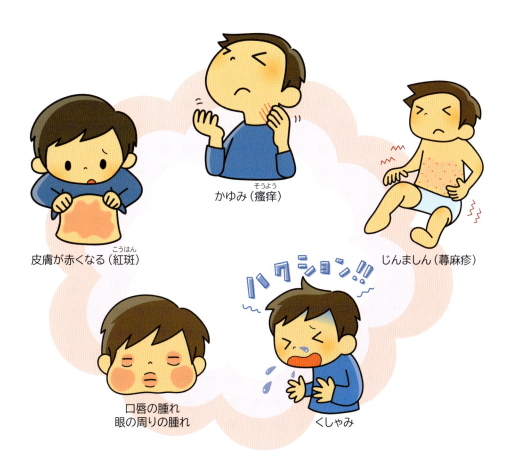

皮膚が赤くなる（紅斑）
かゆみ（瘙痒）
じんましん（蕁麻疹）
口唇の腫れ
眼の周りの腫れ
くしゃみ

Q2-3 アトピー性皮膚炎と食物アレルギーの関係について教えてください。

A 乳児期は、アトピー性皮膚炎と食物アレルギーが合併することが少なくありません。そのため、アトピー性皮膚炎の原因が食物アレルギーであると考えてしまう方がいますが、食物アレルギーとアトピー性皮膚炎は別々の疾患です。実際に、食物アレルギーのある赤ちゃんの4人に1人くらいは、アトピー性皮膚炎がありません。

アトピー性皮膚炎の原因が食物と考えてしまう原因の1つとして、一部のアトピー性皮膚炎のお子さんでは、特定の食物を摂取したときに、アトピー性皮膚炎が悪化してしまうことがあげられます。この場合、食物摂取はアトピー性皮膚炎の悪化因子（図2-1）となります。しかし、皮膚のバリア機能が弱く、さまざまな刺激で湿疹が現れやすい体質でなければ、そもそもアトピー性皮膚炎は起こりません。

アトピー性皮膚炎があっても、湿疹の悪化と特定の食べ物の関係が認められないこともあります。その多くは、皮膚の乾燥、汗、汚れ、さらにはダニや花粉など環境アレルゲンが悪化因子として考えられます。このように、湿疹が悪化する原因は必ずしも食べ物とは限らないため、アトピー性皮膚炎を良くするために、むやみに食物の制限を行うことは勧められていません。

最近の研究では、アトピー性皮膚炎があると、バリア機能が弱くなった皮膚から食物が体内に侵入してIgE抗体が作られることで食物アレルギーになりやすくなるのではないかと考えられています。すなわち、アトピー性皮膚炎は食物アレルギー発症の促進因子ということになります。したがって、乳児のアトピー性皮膚炎は、早期にしっかり治療を開始することが重要です（Q1-6）。

また、アトピー性皮膚炎の湿疹を治した後に、ごく少量から加熱鶏卵の摂取をすることで、鶏卵アレルギーの発症が予防できる可能性も報告されています。

乳児期にアトピー性皮膚炎があるお子さんは、アレルギーに詳しい医師と相談しながら、離乳食について考えていきましょう。

図2-1 アトピー性皮膚炎の原因・悪化因子

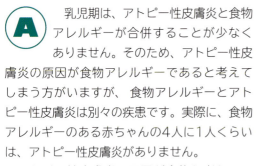

（「アトピー性皮膚炎診療ガイドライン2015」）

Q2 -4 新生児・乳児消化管アレルギーについて教えてください。

A 新生児・乳児消化管アレルギー（以下、消化管アレルギー）は、乳児期、特に新生児期（生後1か月までの赤ちゃん）に起こり、主に嘔吐、下痢、血便などの消化器の症状を認める食物アレルギーです。それ以外に、発熱や脱水、栄養障害や発育障害などの全身症状を伴うこともあります。

一般的な即時型の食物アレルギーではIgE抗体が働いて症状を引き起こしますが、消化管アレルギーでは、主にリンパ球という細胞の働きで症状が起こると考えられています。リンパ球の働きはIgE抗体に比べて時間がかかるため、消化管アレルギーでは原因食物を食べてから症状が現れるまでの時間が比較的長い（大部分は24時間以内）ことが特徴です。

原因食物は、乳児用調製粉乳（粉ミルク）が大半ですが、母乳や大豆乳、大豆、米、野菜や果物などの固形食による消化管アレルギーも報告されています。

診断は、原因食物の摂取後に症状が現れることや原因食物を除去すると症状が消失すること、さらに原因食物を用いた食物経口負荷試験で症状が現れる（陽性）こと、細菌やウイルスなどによる感染性胃腸炎など他の病気を除外することにより確定します。血液検査では、多くの場合はIgE抗体が陰性です。便の中の好酸球検査やアレルゲン特異的リンパ球刺激試験（保険適用外）を、補助的な検査として行うことがあります。

治療は原因食物を除去します。牛乳が原因である場合には、代わりに高度加水分解乳かアミノ酸乳（表4-3）を用います。

正しく診断されて治療が行われれば、経過は良好です。1歳で70％、2歳で90％の患者で原因食物を食べることができるようになります。しかし、約半数の患者さんで、後にアトピー性皮膚炎や喘息を発症することが知られています。

17

Q2-5 食物依存性運動誘発アナフィラキシーとその対応について教えてください。

A 食物依存性運動誘発アナフィラキシーは、原因食物を食べた後に運動をすることでアナフィラキシーを発症する食物アレルギーの特殊型です。原因食物を食べるだけ、運動をするだけでは起こりません。

有症率は、中学生の約6,000人に1人で、男子にやや多く、原因食物としては小麦と甲殻類が多いと報告されています。比較的激しい運動が誘因となることが多いのですが、軽い運動や入浴でも発症することがあります（図2-2）。また、アスピリンなどの解熱鎮痛薬（非ステロイド性抗炎症薬）を服用していると症状が現れやすくなります。

昼休みや体育の授業などの食後2時間以内に運動を始めて、全身のじんましんと息苦しさや意識消失などが起きた場合に疑います。しかし、原因食物と運動が組み合わさると必ず症状が現れるとは限りません。

食物依存性運動誘発アナフィラキシーではないかと思われる人は、できる限りアレルギー専門の医療機関を受診して検査をしてください。血液や皮膚の検査を参考にして、運動誘発試験をして調べます（誘発試験で症状が起こらないこともあります）。原因食物が明らかになれば、運動前の原因食物の除去や、摂取後約2時間の運動制限で症状の誘発を予防します。

万が一に備えて、アドレナリン自己注射薬（エピペン®）を携帯します。じんましんなどの症状が現れたら運動を中止し、安静にして抗ヒスタミン薬を内服します。症状が悪化する場合はエピペン®を使用して救急受診します。

不慮の事態を防ぐために、患者さんと保護者が病気と対処法を理解した上で、学校の先生やスポーツの指導者などと情報を共有して、発症時の対応法を相談しましょう。

図2-2 食物依存性運動誘発アナフィラキシーの原因食物と発症時の運動

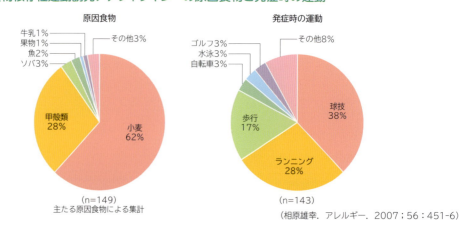

（相原雄幸. アレルギー. 2007；56：451-6）

Q2 -6 口腔アレルギー症候群について教えてください。

A 口腔アレルギー症候群（oral allergy syndrome, OAS）は、口腔粘膜に限局して起こる特殊型の即時型食物アレルギーです。主な原因食物は果物や生野菜で、花粉症を持った人に多く認められます。

症状は、食べた直後から数分後に、口唇、口腔粘膜、上あご、喉、耳の奥などに、かゆみ、刺激感、紅斑、腫れぼったい感覚などの症状が起こります。

診断は、血液検査に加えて、新鮮な食物そのものを用いて行う皮膚プリックテスト（Q3-4）をもとに行います。

花粉症を持った人でOASが多く起きる理由は、花粉に含まれるタンパク質の一部と、果物や野菜などに含まれるタンパク質が似ているために、花粉に対して作られたIgE抗体が果物や野菜にも反応して、アレルギー反応を起こすからです。このため、花粉症の時期にOASの症状が悪化することもあります。

花粉症の原因となる花粉の種類ごとに、OASを発症しやすい果物や野菜が異なります（表2-2）。

花粉症の中でも、特にシラカンバ（シラカバ）などのカバノキ科花粉症でOASが起きやすいことが知られています（図2-3）。

OASを起こすアレルゲンは加熱処理に弱いため、調理された野菜や果物の加工食品などは、一般的にOASを起こしません。また、消化酵素に弱いことからアレルギー症状は口から喉のあたりまでで終わり、ほとんどの場合は、全身に広がるアレルギー症状（皮膚や呼吸器の症状）は伴いません。

しかし、原因食物を一気に多量に摂取した場合には、吐き気や腹部不快感だけでなく、稀にはアナフィラキシーが起きることもあります。例えば、カバノキ科の花粉症の患者さんは、豆乳など一部の大豆製品の摂取後に全身のアレルギー症状が起きやすいことも知られています。

表2-2　口腔アレルギー症候群（OAS）を発症しやすい果物・野菜

花粉	果物・野菜
カバノキ科　シラカンバ　ハンノキ　オオバヤシャブシ	バラ科（リンゴ、西洋ナシ、サクランボ、モモ、スモモ、アンズ、アーモンド）、セリ科（セロリ、ニンジン）、ナス科（ポテト）、マタタビ科（キウイフルーツ）、カバノキ科（ヘーゼルナッツ）、ウルシ科（マンゴー）、シシトウガラシ　など
ヒノキ科　スギ	ナス科（トマト）
イネ科　オオアワガエリ	ウリ科（メロン、スイカ）、ナス科（トマト、ポテト）、マタタビ科（キウイフルーツ）、ミカン科（オレンジ）、豆科（ピーナッツ）　など
キク科　ヨモギ	セリ科（セロリ、ニンジン）、ウルシ科（マンゴー）、スパイス　など
キク科　ブタクサ	ウリ科（メロン、スイカ、カンタロープ、ズッキーニ、キュウリ）、バショウ科（バナナ）など

図2-3　口腔アレルギー症候群に関する花粉

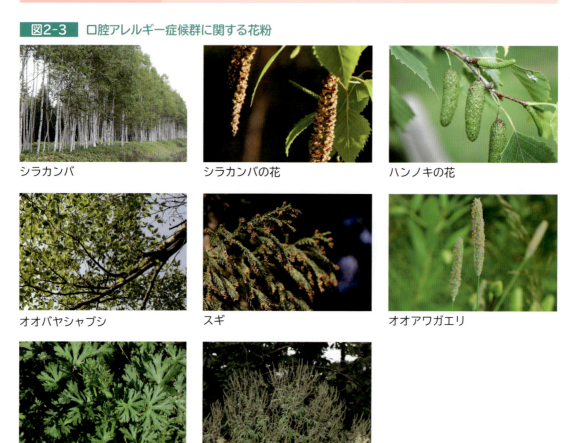

シラカンバ　　シラカンバの花　　ハンノキの花
オオバヤシャブシ　　スギ　　オオアワガエリ
ヨモギ　　ブタクサ

Q2-7 食物アレルギーの症状が強くなる因子にはどのようなものがありますか。

A 食物アレルギーの症状は、皮膚だけではなく、目・鼻・口の粘膜、呼吸器、消化器、神経、循環器など、さまざまな臓器に認められます（Q2-1）。

このため、それぞれの臓器にすでに何らかの症状がある場合には、その症状が悪化したり、食物アレルギーの症状が強く現れることがあります。

最もよく知られているのが、アトピー性皮膚炎を合併している場合（Q2-3）です。アトピー性皮膚炎の湿疹が治りきらずに残っていると、食物による皮膚のかゆみや赤みが現れやすくなります。

喘息症状が生じている状態では、原因食物の摂取により、喘息症状が悪化することがあります。

下痢をしているときには、それまで症状が現れなかった摂取量で、症状が誘発されることがあります。

かぜをひいているときや花粉症の症状が現れているとき、疲労がたまっているとき、月経の前などや体調の悪い日は、普段は食べることができるものでも症状が現れることがあります。

また、原因食物を食べた直後の激しい運動や入浴、解熱鎮痛薬（非ステロイド性抗炎症薬）などの服用でも食物アレルギーの症状が現れやすくなることがあります。

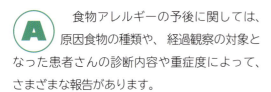

Q2-8 食物アレルギーの予後について教えてください。

A 食物アレルギーの予後に関しては、原因食物の種類や、経過観察の対象となった患者さんの診断内容や重症度によって、さまざまな報告があります。

乳児期に発症する鶏卵・牛乳・小麦のアレルギーは、おおよそ3歳までに50%、6歳までに80%が耐性を獲得して食べられるようになること(耐性獲得)が期待できます。

しかし、いくつもの食品に対してアレルギーがある場合や、喘息やアトピー性皮膚炎など他のアレルギー疾患が合併している場合は、治りにくい傾向があります。

IgE抗体が高い値を示す人や、微量でもアナフィラキシーを発症する重症度の高い人は、耐性獲得が遅くなる傾向があります。

また、甲殻類、ソバ、ピーナッツ、魚、果物など、幼児期以降に発症する食物アレルギーは、自然に耐性獲得する可能性が低い傾向があります。

最近の経口免疫療法の研究により、原因食物を完全除去している人と比べて、微量でも「食べられる範囲」で食べ続けている人のほうが耐性獲得に向かいやすいことがわかってきました。

どのような患者さんでも、耐性獲得に至る過程では、少量でも「食べられる範囲」を見つけて、症状に気をつけながら食べていく時期があります。

そのタイミングを的確に見つけて、安全に配慮しながら食べていくために、医療機関で定期的に指導を受けることが大切です。

食物依存性運動誘発アナフィラキシー(Q2-5)や口腔アレルギー症候群(Q2-6)は、「食べられる範囲」で食べ続けていても治りにくいタイプの食物アレルギーで、現時点で有効な治療法は見つかっていません。

Q2-9 食物アレルギーの子どもは喘息になりやすいのでしょうか。「アレルギーマーチ」という言葉を聞きました。

A 同じアレルギー疾患の中でも、アトピー性皮膚炎や食物アレルギーの多くは、乳幼児期に発症します。一方、喘息は幼児期に発症することが多く、アレルギー性鼻炎や花粉症は小学生になる前くらいから増えてきます（図2-4）。このように、小児期のアレルギー疾患の発症時期は、病気の種類によって異なります。

どのアレルギー疾患にかかるかは体質や環境で異なりますが、アレルギーになりやすい体質のお子さんは、成長するにつれて、「アトピー性皮膚炎／食物アレルギー→喘息→アレルギー性鼻炎」というように、異なるアレルギー疾患に順番にかかっていくことが少なくありません。このような現象を「アレルギーマーチ」と呼びます（図2-5）。ただし、最近はアレルギー疾患の順番が変わってきて、喘息やアレルギー性鼻炎は低い年齢で発症する傾向があります。

乳児期の食物アレルギーの患者さんは、将来、喘息を発症しやすいことが明らかになってきています。しかし、乳幼児期の食物アレルギーやアトピー性皮膚炎を早期にきちんと治療することがその後の喘息発症の予防につながるかどうかはまだわかっていません。

図2-4 アレルギー疾患における年齢と有病率の関係

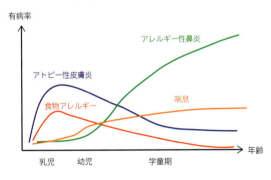

図2-5 「アレルギーマーチ」の考え方

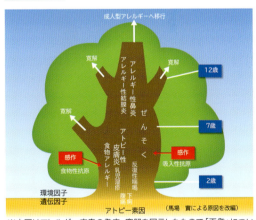

※本図はアレルギー疾患の発症・寛解を図示したもので「再発」については示していない。

第 3 章

診断と検査

　食物アレルギーの診断では、「特定の食物を食べて、何らかの症状が現れる」ことと、「その食物に対してアレルギー検査が陽性である」ことを確認します（Q3-1）。アレルギー検査が陽性であっても必ずしも食物アレルギーの原因となる食物であるとは限りません。食物の除去を必要最小限とするために、食べられない食物や、食べられる食物と安全に摂取できる量を決める検査を行います。

　この章では、食物アレルギーを診断するために行われる血中特異的IgE抗体検査（Q3-2、Q3-3）、皮膚プリックテスト（Q3-4）について取り上げます。また、食物アレルギーの原因となる食物と安全に摂取できる量を決めるため、また、食物アレルギーが治ったかどうかを調べるための食物経口負荷試験について説明します（Q3-5）。

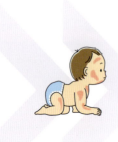

Q3-1 食物アレルギーの検査はいつ受けたらよいでしょうか。

A

1. 特定の食べ物で症状が現れた場合

特定の食べ物を食べてアレルギー症状が現れた場合は、その成分や食べた量が診断の参考になります。加工食品であれば、食品表示の書かれたパッケージを担当の医師に見せて、アレルギー物質を確認してもらいましょう。

症状の時間経過も重要な情報です。食べてすぐにじんましんや皮膚の赤み、腫れが現れた場合は、即時型食物アレルギーが疑われます。一方で、数時間以上経過してから湿疹の悪化や、嘔吐や下痢が認められた場合は、食物アレルギーかどうかは疑わしいといえます。食べた前後に何をしていたのかも大切な情報になります。食後の運動など何らかの負荷がかかるとアレルギー症状が現れることがあります。

こうした情報から原因と疑われた食物について、血液検査や皮膚プリックテストでIgE抗体が検出されるかどうかを調べます。例えば、ピーナッツだけを食べて、すぐに咳やじんましんが現れたときに、ピーナッツのIgE抗体の値が高ければ、診断はほぼ確定的です。

2. アトピー性皮膚炎から原因アレルゲンを診断する場合

アトピー性皮膚炎のある乳児には、まずは十分なスキンケアとステロイド軟膏による治療を行います。それでも湿疹が治りにくいときや、すぐに再発するときには、食物アレルギーを疑って血液検査や皮膚プリックテストを行います。

検査で陽性を示す食物を、試験的に1～2週間、食事から除去します（食物除去試験）。授乳中の場合は母親の食事から除去することもあります。その結果、症状が改善すれば、食物アレルギーの可能性が高いといえます。

最終的に原因食物であったかどうかを診断するには、除去した食物を食べて症状の再発があるかを確認します。本人が再び食べたときに現れる症状は湿疹とは限らず、即時型症状、最悪はアナフィラキシーである危険もあるため、食べる時期や方法については医師とよく相談しましょう。

3. 食べたことがない食物について

アトピー性皮膚炎を持つ乳児は、離乳食開始前からすでにIgE抗体が作られていることがあります（Q1-2）。しかし、IgE抗体の値が高くても、食べたときに必ずしも症状が現れるとは限りません。少量でも強い症状が現れる場合や、よく加熱して少量なら大丈夫な場合、さらに、ふつうに食べても問題がない場合など、さまざまな場合がありますので、検査結果から症状を予測するには専門的な知識が必要です。

一般に、ソバ、ピーナッツ、ナッツ類、エビ・カニ、魚卵などは強いアレルギー症状を起こすことが知られているため、お子さんに食べさせるのが怖くてずっと避けている方がいます。そのような方は、お子さんがいきなり強い症状に遭遇しないように、少量から気をつけて食べ始めてみるか、事前に検査をするかについて、医師とよく相談して決めましょう。検査結果によっては病院内で食物経口負荷試験を行って確認することもあります。

Q3-2 血液のIgE抗体検査の解釈について教えてください。

血中特異的IgE抗体検査は食物ごとにIgE抗体の量を測定する検査です。

(1) 血中特異的IgE抗体検査にはいくつかの種類があります。

血中特異的IgE抗体検査は、一度にたくさんのアレルゲンを調べる検査と、疑わしいアレルゲンを1つずつ選んで調べる検査があります。検査をする目的に合わせて使い分けます。

(2) 結果は測定値（クラス）として示されます。

最もよく使用されるイムノキャップ®では、測定値が0.1～≧100（UA/mL）、クラス0～6と表示されます。数値が高ければIgE抗体の量が多いことを示しています。同じ血液でも、検査方法により異なる数値をとりますから、異なる検査法の値を単純に比較することはできません。

(3) 測定値は、アレルギー症状が起きる確率に関係しています。

一般に測定値が高いほど、アレルギーである可能性が高いといえます（図3-1）。しかし、同じ数値でも、年齢、食物の種類、調理法の違い、体調などによって異なり、どれだけ食べるとどの程度の症状が現れるのか、などを推定することはできません。陰性（クラス0）であれば、アレルギー症状が起きる可能性は低いといえますが、生後6か月未満の乳児、一部の果物アレルギーなどでは陰性でも症状が誘発されることがあるため、皮膚プリックテストなどを組み合わせて診断します。

(4) たくさんの食物に陽性を示しても心配ないことがあります。

たくさんの食物や花粉などに対して血中特異的IgE抗体検査が陽性になる患者さんがいます。中でも米・小麦・ナッツ類・大豆・花粉類など植物由来のアレルゲンに陽性を示す場合は、植物に共通の成分にIgE抗体が反応している可能性があります。そのような場合は、強い誘発症状が起きにくく、食物を口に入れたときに口の中でかゆみなどを感じる口腔アレルギー症候群（Q2-6）の場合や、まったく症状が現れないこともあります。多くに反応する中で特に高い測定値を示す場合は、それがアレルギー症状を起こす食物である可能性が高いことも知られています。

以上のように、血中特異的IgE抗体検査の解釈は単純ではありません。結果の数値だけで自己判断せずに、担当の医師から説明をしっかり聞いて、心配しすぎることなく、必要最小限の除去を心がけましょう。

図3-1 「特異的IgE抗体価」と「アレルギーの可能性」のイメージ図

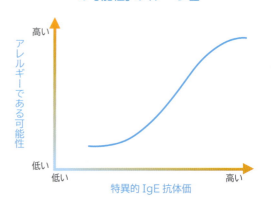

Q3-3 アレルゲンコンポーネントとは何ですか。

A 食物はいろいろな成分からできていますが、アレルギー症状を起こしやすい成分の代表は、タンパク質です。最近では研究の進歩により、その中でもアレルギー症状に強く関係するタンパク質（アレルゲンコンポーネント）がわかってきたため、アレルゲンコンポーネントに反応するIgE抗体を調べる検査が開発されました。

卵白や小麦など食物全体のタンパク質に対する血中特異的IgE抗体検査とアレルゲンコンポーネントに対するIgE抗体検査を組み合わせると、アレルギーをより正しく診断することができます。

1. 鶏卵のアレルゲンコンポーネント

オボムコイドは、卵白のタンパク質成分の1つです。鶏卵は一般的に加熱すると低アレルゲン化されるといわれていますが、オボムコイドは加熱に強い特徴があるため、オボムコイド特異的IgE抗体価が高いと加熱しても食べられない可能性が高くなります。逆にオボムコイド特異的IgE抗体価が低ければ、加熱すれば食べられる可能性が高くなります。

2. 小麦のアレルゲンコンポーネント

ω（オメガ）-5グリアジンは、小麦グルテンのタンパク質成分の1つで、即時型アレルギーや成人の小麦依存性運動誘発アナフィラキシー（Q2-5）に関係します。ω-5グリアジン抗体価が低いか陰性の場合は、小麦特異的IgE抗体価が高くても食べられることがあります。

3. ピーナッツのアレルゲンコンポーネント

ピーナッツアレルギーはとても怖いという印象があるかもしれません。しかし、ピーナッツ特異的IgE抗体が陽性でもアレルギー症状が起こらない人、口の中がかゆいくらいで症状が軽い人は少なくありません。一方、少し食べただけでアナフィラキシーが起きてしまう人もいます。これを見分けるのにピーナッツのアレルゲンコンポーネントであるAra h 2が有用です。Ara h 2が高いと即時型症状を起こす確率が高く、低いと症状が起きにくい、症状が起きても軽い可能性があります。

4. 大豆のアレルゲンコンポーネント

大豆アレルギーの中でも、成人を中心として豆乳に反応しやすいタイプのものは、大豆特異的IgE抗体が陰性または低値を示します。その場合、カバノキ科花粉と交差反応するアレルゲンコンポーネントである大豆のGly m 4に対するIgE抗体が陽性であることで診断できます（Q2-6、Q4-9）。

Q3-4 皮膚プリックテストについて教えてください。

A アレルゲンのエキスを1滴、皮膚の上に乗せて、そこにプリック針というあまりとがっていない針を軽く押しつけてから、15分後にその場所が赤くなって（紅斑）、少し膨れる（膨疹）かどうかを調べます（図3-2）。そのアレルゲンに対するIgE抗体があると反応が陽性になります。

乳児では血液検査（血中特異的IgE抗体検査）より感度が良いとされ、血液検査が陰性でも食物アレルギーが疑われるときに、診断に用いられることがあります。

果物のアレルギーなどのときは、プリック針をまず果物に刺して、少しだけ果汁が付いた針を皮膚に軽く押しつけて、同じように反応を調べることがあります（図3-3）。なお、パッチテストという別の検査があります。これは、主にかぶれ（接触皮膚炎）の原因を調べる検査で、疑われるアレルゲンを48時間皮膚に貼りつけるものです。特殊な場合を除き、食物アレルギーの検査に使われることはありません。

また、注射器で少量のアレルゲンを皮膚に入れる皮内テストという検査もあります。ダニや花粉の皮下免疫療法を受ける前に行うことがあります。しかし、食物アレルギーでは全身の症状が誘発されるリスクがあるため、行うことはありません。

図3-2 皮膚プリックテストの様子

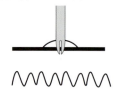
アレルゲンのエキスを皮膚に滴下してからプリック針を軽く押しつけます。

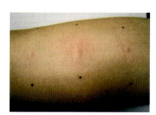
15分後にその場所が赤くなって少し膨れるかを調べます。

図3-3 prick by prick test（プリック・バイ・プリックテスト）

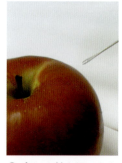
①プリック針を用います。

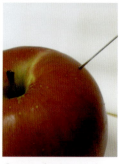
②リンゴに刺して少し果汁を付けます。

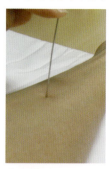
③皮膚にゆっくり垂直に軽く押し付けます。

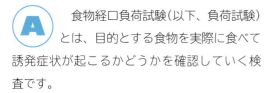

Q3-5 食物経口負荷試験はどのようにして行うのですか。

A 食物経口負荷試験（以下、負荷試験）とは、目的とする食物を実際に食べて誘発症状が起こるかどうかを確認していく検査です。

負荷試験は、症状が誘発される摂取量と誘発症状の重症度を同時に確認できるため、食物アレルギー診断のゴールドスタンダードともいわれています。ただし、アナフィラキシーを含む危険な症状が誘発されることもあるために、試験方法を慎重に計画して、強い症状が生じてもすぐに対応できる体制を整えて実施します。

1. 負荷試験を行うタイミング

負荷試験は、本当に食物アレルギーがあるのかを調べるときに（診断）、どれだけの量なら安全に食べられるのか（摂取可能量）、もう食べられるようになったかどうか（耐性獲得）を調べるときに行います。

診断のための負荷試験は、アレルギー検査が陽性で食べたことのない食物や、誘発症状が疑われたために除去している食物について行います。乳児アトピー性皮膚炎の原因として食物アレルギーの関与を疑う場合には、除去試験に引き続いて負荷試験を行います。

乳児期発症の食物アレルギーは成長とともに治っていく、すなわち食べても問題がない量が少しずつ増えていきます。その量を確かめるために、負荷試験を行うこともあります。

最後に、IgE抗体の値が低下してきた食物や、食べても症状が現れなかった経験を参考にしながら、耐性獲得を確認するための負荷試験を行います。

2. 負荷食品と進め方

負荷試験では、どのような食品を用いるのか、摂取する総量をどれだけにするのか（総負荷量）、何回に分けて摂取するのか、どれくらいの間隔で摂取していくのかなどを、それぞれの患者さんに合わせて計画します。

用いる食品には、加熱の程度、食品そのものか、味や見た目がわからないように加工調理されたものかなど、いろいろなバリエーションがあります。より正確を期すために、検査を受ける患者さんにも検査する医師にもアレルゲンが含まれているかどうかわからないようにして行う方法もあります。この方法は、医師や患者さんの「思い込み」による疑わしい症状の誤判定を避けるために行われます。

総負荷量は、例えば、加熱卵黄1個（微量卵白混入）、牛乳3mL程度といった少量から、加熱全卵1/8〜1/2、牛乳15〜50mL程度の中等量、加熱全卵1個、牛乳200mLという日常摂取量まで、患者さんごとに決められます。まずは少量負荷試験を行って、陰性であれば、次は中等量という、段階的に負荷試験を繰り返すこともあります。

摂取するときは、総負荷量を1回で摂取するか、2〜5回程度に分割します（図3-4）。分割した場合に摂取する間隔は20〜60分程度とされていますが、症状が遅れて現れることもある

29

ので、なるべく十分な摂取間隔をあける必要があります。いずれの場合も、安全を第一として、なるべく強い症状が現れないように計画し、もしアレルギー症状が誘発されたらすぐに摂取を中止して必要な治療を行います。

3. 負荷試験の結果から食物除去の解除を開始する

負荷試験が陰性であれば、「総負荷量を超えない範囲」で家庭での摂取を開始します。

負荷試験が陽性であれば、食物除去を継続することが原則ですが、負荷試験の結果から「安全に摂取できると考えられる量」までの摂取を解除する場合もあります。

食物除去を解除する際の摂取方法については、担当の医師とよく相談して、症状を起こさないで安全に摂取できるように進めていきましょう。

図3-4　負荷試験の具体的な方法例

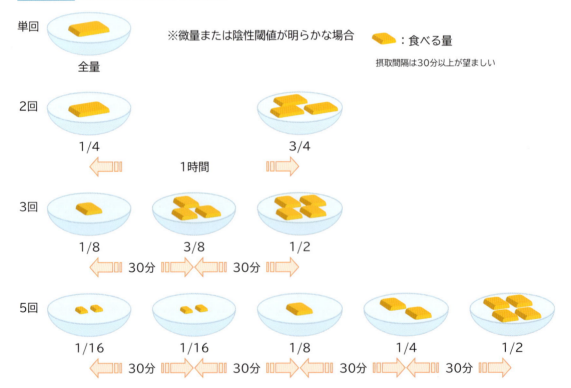

第 4 章

食物除去の指導

　食物アレルギーの管理の基本は、正しい診断に基づいて「食べること」を目指して行う必要最小限の原因食物（アレルゲン）の除去です。つまり、症状を起こさないアレルゲンの量や範囲を超えないように食べることが目的となります。

　安全に摂取できるアレルゲンの量には個人差があります。同類の食品間にはアレルゲンに類似性がありますが、ひとくくりにして除去をする必要はありません（Q4-6、Q4-8）。

　食品には加熱調理によるタンパク質の変性でアレルギーを起こしにくくなるもの（Q4-8、Q4-10）や、発酵などによってアレルゲン性が低下するもの（Q4-9）、また、人工的にタンパク質を分解してアレルゲン性を低下させた低アレルゲン化食品（Q4-4）があります。こういった知識を活用して工夫することにより、栄養面にも配慮した豊かな食生活の維持が可能となります（Q4-10）。さらに、特定原材料の表示（Q6-1）のルールをよく理解することで、加工食品やインスタント調味料を安全に使用することができます。

　除去を行う場合には栄養面への配慮も大切です。特に乳児期には、アレルゲンの除去に付随してビタミンやミネラルの不足が生じないような注意が必要となります（Q4-3、Q4-8）。

　食物アレルギーは、一般に成長・発達とともに耐性を獲得していくため、定期的に受診をして指導を受けながら見守る必要があります。

Q4-1 原因食物の除去を行う場合に注意する点を教えてください。

A 食物アレルギーの管理を行う上で最も大きな問題は、本来は栄養素として体内に取り込むべき食物を食事内容から除去しなければならないことです。そのため、医師に正しく診断された食物（原因食物）だけを除去します。「念のため」、「心配だから」という理由だけで、除去はしないことが大切です。

原因食物の除去を行う場合には、原因となる食物が含まれる食品についてよく知る必要があります。加工食品を購入する際には原材料表示を確認して、原因食物が含まれる食品を見分けます（Q6-1）。小麦や大豆、魚のアレルギーであっても、醤油、味噌、油、出汁などは食べられることが多いので、症状が現れなければ除去する必要はありません。

調理器具や食器は、よく洗浄すれば共用できる場合が多くあります。ただし、原因食物が微量に混入しても食物アレルギーの症状が現れるお子さんの場合には、専用の調理器具や食器を用意することも考慮します。

食物を除去することで栄養状態が悪化しないように、主食、主菜、副菜のバランスを考えながら、たくさんの種類の食品を取り入れるように工夫しましょう。特に、乳製品を除去する場合には、カルシウムが不足しないようにアレルギー用ミルク（Q4-4）や他の食品から意識して補ってください。

原因食物でも症状が現れない範囲の量や、加熱・調理により症状なく食べられるものは、医師の指示に従って自宅で食べることができます。具体的にどのくらいまで食べてよいか、どのような調理法がよいかは医師や管理栄養士に確認しながら進めましょう。ただし、体調の変化や運動などにより症状が現れる場合がありますので、注意が必要です。

Q4-2 鶏卵（卵）アレルギーのときに除去する食品と代わりになる食品を教えてください。

1. 除去する食品

鶏卵だけではなく、鶏卵を含む加工食品、その他の鳥の卵（うずらの卵など）も食べられません。鶏卵を含む加工食品には、マヨネーズ、かまぼこやはんぺんなどの練り製品、ハム、ウインナー、パン、揚げ物、ハンバーグ、洋菓子類などがあります。鶏肉や魚卵は基本的に除去する必要がなく、卵殻カルシウムも除去する必要はありません。

容器包装された加工食品で、原材料表示欄に鶏卵に関する表記がある場合には食べられません（Q6-1）。

2. 代わりになる食品

鶏卵を除去する場合には、肉や魚、大豆・大豆製品などで代替しましょう。鶏卵M玉1個（約50g）に当たるタンパク質を他の食品で食べる場合の目安を表4-1に示します。

鶏卵を利用しないで調理をする場合の具体例を以下に示します。

（1）卵料理

卵料理の代わりに魚料理、肉料理、豆腐料理などを提供します。

（2）卵スープなど

卵スープ、卵とじ、卵入り雑炊など最後に卵を加えて完成させる料理では、卵を入れる前の状態のものを提供します。

（3）卵を衣やつなぎに用いる場合

揚げ物の衣を付けるときには、水に溶いた小麦粉や片栗粉などを使用します。ハンバーグ、肉団子、魚肉などのつなぎには片栗粉、すりおろしたイモ、レンコンを使用します。また、医師の指示があれば、卵白をできるだけ除いた卵黄を使用することもあります。

（4）パン、焼き菓子

パンやホットケーキなどは、卵を使用しないで焼きます。卵を泡立てて使用する焼き菓子では、重曹やベーキングパウダーを代わりに使用します。

表4-1　鶏卵M玉1個（約50g，タンパク質6.2g）に当たる食品

肉（牛肉、豚肉、鶏肉）	30〜40g
魚	30〜40g（1/2切）
豆腐（絹ごし）	130g（1/2丁）
牛乳	180mL

Q4 -3 牛乳（ミルク）アレルギーのときに除去する食品と代わりになる食品を教えてください。

A 1. 除去する食品

　牛乳だけではなく、牛乳を含む加工食品も摂取できません。ヤギ乳や羊乳も摂取できません。牛乳を含む加工食品にはヨーグルト、チーズ、バター、生クリーム、全粉乳、脱脂粉乳、一般の調製粉乳、乳酸菌飲料、はっ酵乳、アイスクリーム、パン、カレーやシチューのルウ、ハム、ウインナー、洋菓子類、チョコレート、調味料の一部などがあります。

　容器包装された加工食品で、原材料表示欄に乳に関する表記がある場合には食べられません（Q6-1）。ただし、乳糖は除去が必要な場合は稀であるため、症状が現れなければ摂取は可能です。牛肉は基本的に除去する必要ありません。

2. 代わりになる食品

　牛乳・乳製品を除去するとカルシウム摂取量が不足するため、他の食品で補う必要があります。カルシウムの吸収にはビタミンDが必要であり、合併する食物アレルギーのためにビタミンDの主な供給源である卵黄や魚肉の摂取ができない場合は注意が必要です。アレルギー用ミルク、大豆乳、豆乳などを飲用するか、料理に利用するなど、積極的に摂取する必要があります。

　実際に摂取できる食品の量や吸収率を考えると、カルシウムの代替はそれほど容易ではありません。特に乳児では、母乳に加えてできる限りアレルギー用ミルクを併用したほうがよいでしょう。牛乳90mL（カルシウム100mg）にあたるカルシウムを他の食品で食べる場合の目安を表4-2に示します。

　牛乳を利用しないで調理をする場合の具体例を下記に示します。

（1）ホワイトソースなどのクリーム系の料理

　豆乳、コーンクリーム缶、すりおろしたジャガイモ、市販のアレルギー用ルウ

（2）洋菓子

　豆乳、ココナッツミルク、アレルギー用ミルク、豆乳ホイップクリーム

表4-2　牛乳90 mLのカルシウム（100mg）に当たる食品

調製豆乳	320mL
豆腐（木綿）	80g（1/4丁）
しらす干し	50g（2/3カップ）
乾燥ひじき	7g
小松菜（ゆで）	70g（2株）

Q4-4 アレルギー用ミルクの種類や使い方を教えてください。

A アレルギー用ミルクは、牛乳タンパク質を酵素分解して分子量を小さくした「加水分解乳」と、アミノ酸を混合してミルクの組成に近づけた「アミノ酸乳」があります。牛乳タンパク質の大きさ（分子量）が小さいものほど症状を起こしにくくなりますが、独特の風味が出るため哺乳に工夫が必要になる場合もあります。アレルギー用ミルクの選択は、医師の指示に従いましょう。

長期間にわたりアレルギー用ミルクのみを栄養源とする場合には、セレンなどの微量栄養素が不足するため、補充が必要となる場合があります。離乳食を積極的に進めていきましょう。

調製粉末大豆乳はアレルギー用ミルクではありませんが、大豆を主原料とした育児用粉乳で乳成分は含まれていないため、牛乳アレルギー児でも利用できます（表4-3）。

表4-3　牛乳アレルギー児が利用できるミルク

		加水分解乳				アミノ酸乳	大豆乳
商品名		明治ミルフィーHP（明治）	MA-mi（森永乳業）	ビーンスタークペプディエット（雪印ビーンスターク）	ニューMA-1（森永乳業）	明治エレメンタルフォーミュラ（明治）	ボンラクトi（アサヒグループ食品）
最大分子量		3,500以下	2,000以下	1,500以下	1,000以下	－	－
乳タンパク	カゼイン分解物	－	＋	＋	＋		
	乳清分解物	＋	＋	－	－		
その他の主な組成	乳糖	－	＋	－	－	－	－
	大豆成分	－		大豆レシチン	－		＋
	ビタミンK	＋	＋	＋	＋	＋	＋
	銅・亜鉛	＋	＋	＋	＋	＋	＋
	ビオチン	＋	＋	＋	＋	＋	＋
	カルニチン	＋	＋	±（添加はないが微量含む）	＋	＋	＋
	セレン	－	－	－	－	－	＋
カルシウム（mg）調整100mLあたり		54（14.5%調乳）	56（14%調乳）	56（15%調乳）	60（15%調乳）	65（17%調乳）	53（14%調乳）

（「食物アレルギーの栄養食事指導の手引き2017」より引用）

Q4-5 小麦アレルギーのときに除去する食品と代わりになる食品を教えてください。

1. 除去する食品

小麦だけではなく、小麦を含む加工食品も食べられません。小麦を含む加工食品には、パン、うどん、スパゲティ、中華麺、麩、お好み焼き、揚げ物、カレーやシチューのルウ、洋菓子、和菓子などがあります。

容器包装された加工食品で、原材料表示欄に小麦に関する表記がある場合には食べられません（Q6-1）。

醤油は原材料として小麦が表示されていますが、小麦タンパク質は醸造の過程で分解されるため、除去する必要はありません。また、穀物酢も基本的には利用できます。

麦ごはんに使われる大麦は、一部の小麦アレルギー患者さんに交差反応するので、医師に確認してから食べてください。

麦茶も大麦が原材料ですが、抽出されるタンパク質がきわめて少ないため、除去が必要なことは稀です。

これらの食品で強い症状を認めるのは、重症小麦アレルギーの中でも一部に限られるごく稀なことです。症状が気になったという経験だけで自己判断せず、必ず医師に確認して過剰な除去をしないようにしましょう。

2. 代わりになる食品

小麦を除去しても、米を主食とすることで栄養素の不足は生じにくいです。

（1）主食

主食は、米飯や米・とうもろこし粉を使ったパン・麺類を使用します。雑穀類（ひえ、あわ、きび、たかきびなど）も食べられます。米からパンを作る製パン器やパン作りに使用できる米粉も市販されています。

小売店で販売される米粉パンには小麦アレルゲンであるグルテンを使用しているものがあるため、必ず確認してください。

（2）おやつ

おかきなどの米菓子や、団子などの上新粉を用いたおやつにします。洋菓子を作るときには、小麦粉の代わりに製菓用の米粉を使用します。

（3）料理中に使用する小麦粉

揚げ物の衣やムニエル、つなぎなどには米粉を使用するか、馬鈴薯でんぷんなどで代用します。

（4）調理時の注意

小麦粉は常に加熱して食べますが、加熱の程度によるアレルゲン性の違いが問題にされることはありません。小麦粉は使用時に空中に舞いやすいため、調理時の混入にも気をつけます。

Q4 -6 ピーナッツ、ナッツ類、ゴマアレルギーについて教えてください。

A ピーナッツ、ナッツ類、ゴマアレルギーの場合には、これらを除去しても栄養面の問題はありません。ピーナッツは原材料の表示義務対象であるので、原材料欄を確認すればピーナッツが含まれていない加工食品を選ぶことができます。一方、クルミ、カシューナッツ、ゴマの表示は推奨されていますが、義務ではありません（Q6-1）。確実な情報を得るには、製造・販売会社へ確認する必要があります。

1．ピーナッツ

ピーナッツは豆類に分類されます。ピーナッツアレルギーの場合でも、大豆やナッツ類をまとめて除去する必要はありません。血液検査や食物経口負荷試験などによって、個々にアレルギーの有無を確認します。

ピーナッツアレルギーでは、ピーナッツだけではなく、ピーナッツの加工食品も食べられません。ピーナッツの加工食品には、沖縄のジーマーミー（落花生）豆腐、佃煮や和菓子、カレールー、菓子などがあります。微量で強く反応する人が多いため、ピーナッツオイルは除去が必要となります。容器包装された加工食品では、ピーナッツの原材料表示を必ず確認しましょう。

2．ナッツ類

種実（ナッツ）類にはクルミ、カシューナッツ、アーモンド、マカダミアナッツ、ピスタチオ、ヘーゼルナッツ、ココナッツなどがあります。しかし、どれかにアレルギーがあっても、これらをひとくくりにして除去する必要はありません。血液検査や食物経口負荷試験などによって、個々にアレルギーの有無を確認することが大切です。ただし、カシューナッツとピスタチオ、クルミとペカンナッツは同じナッツの仲間なので、どちらかにアレルギーがある場合にはいずれのナッツも除去する必要があります。

ナッツ類アレルギーでは、原因であるナッツとその加工食品が食べられません。アーモンドやココナッツなどは洋菓子類にパウダーとして使用されることも多く、食品の外見だけではわかりにくいため、必ず原材料の確認を行うことが大切です。

3．ゴマ

ゴマは、ナッツ類、ピーナッツなどと関係なく、独立したアレルゲンです。粒ゴマでは無症状でも、すりゴマやねりゴマで症状を起こすことがあります。ゴマ油は利用できる場合が多いので、医師に確認するとよいでしょう。

Q4-7 果物や野菜のアレルギーについて教えてください。

A 果物や野菜のアレルギーには、乳幼児期にじんましんや咳、嘔吐などの症状を起こす即時型食物アレルギーと、花粉症の患者さんが口腔内の症状を主として発症する口腔アレルギー症候群（花粉-食物アレルギー症候群、Q2-6）があります。

即時型食物アレルギーは、熱が加わっても症状を起こし、アナフィラキシーを含む重篤な症状を起こす場合もあるため、基本的には加工食品も含めた除去が必要になります。原因となる食物はキウイフルーツ、バナナ、モモなどで、単独の果物に対するアレルギーであることが多いです。

口腔アレルギー症候群は、花粉と野菜・果物のタンパク質が類似しているために、一部の花粉症患者さんに認められる食物アレルギーです。カバノキ科花粉とバラ科果物（リンゴ、モモ、スモモ、サクランボ、西洋ナシなど）、イネ科・キク科花粉とウリ科果物・野菜（メロン、スイカ、キュウリなど）の組み合わせがあります（表2-2）。

症状には、生の果物や野菜を食べたときに、口の中やのどのかゆみ、イガイガ、唇の腫れなどがあります。稀に、アナフィラキシーなど全身性の症状が現れることもあります。複数の食物に反応する場合がありますが、原因アレルゲンが加熱や消化に弱いため、加熱調理した野菜や果物、缶詰やジャム、ケチャップ、ソースなど多くの加工食品・調味料は食べられます。摂取をした際に口腔の違和感があれば、摂取を中止することで症状が治まるので、厳密な除去は必要ありません。

果物や野菜のアレルギーの場合は、食べられる野菜や果物、イモなどで代替することで、微量栄養素や食物繊維などの栄養素は摂取できます。

Q4-8 魚介類（魚、甲殻類・軟体類・貝類、魚卵）のアレルギーについて教えてください。

1. 魚類

魚類は、鮮度が低下すると魚肉中にヒスタミンが作られ、かゆみ、じんましんなどの症状が現れることがあります。これはヒスタミン中毒による症状です（Q1-3）。また、魚に寄生するアニサキスが原因でアレルギーを起こすこともあります（アニサキスアレルギー）。したがって、これらと魚アレルギーを区別する必要があります。

多くの魚種に共通したアレルゲンが存在しますが、すべての魚の除去が必要とは限りません。医師の指示に従い、血液検査、食物経口負荷試験などで、食べられる魚を見つけることが大切です。多くの種類の魚で症状が現れる場合も、ツナ缶などは食べられることがあります。かつお、いりこなどの出汁の除去も、多くのケースで必要ありません。

魚類全般の除去が続く場合は、ビタミンD不足のリスクが高くなります。卵黄、きくらげ、干ししいたけ、アレルギー用ミルクなどで補う必要があります。

2. 甲殻類・軟体類・貝類

甲殻類・軟体類・貝類のアレルギーの場合、これらを除去しても栄養面での問題はありません。甲殻類（特にエビ）は、学童期以降に新たに発症することもある即時型アレルギーの原因アレルゲンです。また、食物依存性運動誘発アナフィラキシーの原因食物として小麦に次いで頻度が高いことが知られています（Q2-5）。

甲殻類と軟体動物は、共通のアレルゲンを有しているので、相互に交差反応することがあります。エビアレルギー患者の65％はカニにも症状を示しますが、イカ、タコなどの軟体類、貝類で症状を示す割合は20％程度です。このため、甲殻類、軟体類、貝類をひとくくりにして除去をする必要はありません。食物経口負荷試験などで個々に症状の有無を確認しましょう。

のり、ジャコ、しらすに混入しているエビは、量が少ないため食べられることが多いです。調味料に含まれる甲殻類のエキス成分や、スープ、エビせんべいなどの加工食品については、個人差が大きいので、医師と相談して食べられるものを見つけるとよいでしょう。

3. 魚卵

魚卵アレルギーの原因食物はほとんどがイクラです。乳幼児期に初めてイクラを食べて症状が現れる場合が多くあります。イクラ以外の魚卵（タラコ、シシャモの卵、ワカサギの卵、カズノコ、トビコなど）によるアレルギーの頻度は低いため、これらをひとくくりにして除去をする必要はありません。また、鶏卵や魚肉を除去する必要もありません。

Q4-9 大豆やその他の食品のアレルギーのときに注意することを教えてください。

1. 大豆

大豆アレルギーでは、豆腐、納豆、おから、油揚げ、きな粉などの大豆製品だけでなく、大豆タンパク質やタンパク加水分解物など、大豆を含む原材料や食品添加物を使用している加工食品を除去します。しかし、大豆油は基本的に利用できますし、味噌、醤油まで除去が必要なことは少ないです。また他の豆類の除去が必要なことも非常に少ないです。

大豆加工食品の中で何に反応するかは、食品ごとに確認する必要があります。例えば、豆腐では症状が現れても発酵食品である納豆は食べられる場合があります。逆に豆腐が食べられても、納豆や豆乳のみ症状が現れることもあります。

カバノキ科（シラカンバ、ハンノキ）花粉症の成人では、豆乳で全身性のアレルギー症状を起こす場合があります。詳しい問診と血液検査（Gly m 4特異的IgE抗体）で診断されます（Q3-3）。

2. ソバ

ソバアレルギーは、アナフィラキシーを起こしやすいことでよく知られています。しかし、ソバに対する血中特異的IgE抗体検査が陽性でも、症状が現れずに食べられる場合も多くあります。そのため、血中特異的IgE抗体検査陽性を理由に除去を続け、誤食におびえて暮らすのではなく、医師と相談して食物経口負荷試験などで確実な診断を受けることが大切です。

ソバアレルギーでは、ソバ（麺）だけでなく、ガレットやソバボーロ、まんじゅうなどの菓子類にソバ粉が含まれていることがあるため、原材料表示を必ず確認しましょう。コショウにもソバ粉が入っているものがありますので注意が必要です。

ソバアレルゲンは、水に溶けやすく熱に強いため、ソバと同じ釜でゆでたうどんなどでは、症状が誘発される可能性があります。

3. 肉類

肉アレルギーは少なく、すべての獣肉（牛肉、豚肉、鶏肉など）の除去が必要になることは稀です。主なアレルゲンは血液中にあり、加熱凝固すると反応性が低下します。強い牛乳アレルギーの場合は、生の牛肉に反応することがありますが、多くはよく加熱した牛肉や煮込んだ肉エキスは食べられます。

すべての肉類を除去する場合には、ヘム鉄の摂取不足による鉄欠乏を生じないように、鉄を多く含む食品を積極的に食べるようにしましょう。

Q4-10 食品の加熱や消化によってアレルゲン性はどのように変わるのでしょうか。

A すべての食物で、加熱や消化によりアレルゲン性が低下するわけではありません。アレルゲンが加熱により凝固・変性（タンパク質の形が変わる）する場合や、消化により分解された場合に、アレルゲン性が低下します。

1. 加熱・消化によりアレルゲン性が低下する食物

鶏卵は加熱するとアレルゲン性が低下します。これは、主な卵白アレルゲンである卵白アルブミンが加熱すると変性するためですが、オボムコイドは加熱・消化に比較的強いのでアレルゲン性は低下しにくいと考えられています。このため、鶏卵アレルギーでも、オボムコイド特異的IgE抗体価が低い場合には、加熱調理した鶏卵を食べられる可能性があります。

果物や野菜のアレルゲンには、加熱するとアレルゲン性が低下するものと低下しないものがあります。花粉-食物アレルギー症候群で口や喉の違和感、イガイガなど口腔咽頭粘膜の症状しか現れないタイプの多くは、原因アレルゲンは加熱に弱く、加熱調理したものや加工食品は食べられます（Q4-7）。

2. 加熱・消化によりアレルゲン性が変わりにくい食物

牛乳の主なアレルゲンであるカゼインは加熱変性を受けないため、アレルゲン性は低下しません。乳清タンパク質のβ-ラクトグロブリンは、加熱によりアレルゲン性が低下します。しかし、牛乳の中ではカゼインの影響が大きいため、牛乳のアレルゲン性は加熱してもほとんど変わらないと考えてよいでしょう。

甲殻類、魚のアレルゲンも、加熱でアレルゲン性が大きく低下することはありません。小麦や豆類は、もともと生で食べることがなく、加熱の程度によるアレルゲン性の変化は問題になりません。

野菜・果物アレルギーのうち、じんましんや咳などの全身症状を引き起こすタイプでは、原因アレルゲンが加熱・消化に強いため、加熱調理や加工食品についても除去が必要となります（Q4-7）。

第5章

食物除去の解除

　食物アレルギーの治療・管理の原則は、「正しい診断に基づく必要最小限の原因食物の除去」です。そこには、食べても症状が現れないものを無駄に除去しないことと、アレルギー症状が起きる食物でも「食べられる範囲」までは積極的に食べる、という2つの意味が込められています。

　この章では、食物アレルゲンを除去しながら必要な栄養摂取をすること(Q5-1)、正しい情報に基づいて食物除去の判断をすること(Q5-2)、除去の解除を目指して摂取量を増やし(Q5-3)、食べる食品の幅を広げていくこと(Q5-4)、給食を解除すること(Q5-5)などについて取り上げます。また、研究段階の治療として、一部の専門医療機関で行われている経口免疫療法についても説明します(Q5-6)。

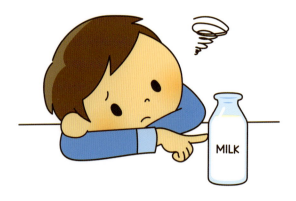

Q5 -1 食物除去を行っているときの栄養面での注意について教えてください。

A

1. 多くの栄養素は代替可能

食物アレルギーの患者さんは特定の食物が食べられないため、除去食物に多く含まれる栄養素の摂取不足になる可能性があります。

多くの原因食物は、適切に代替食品を摂取すれば、栄養素不足になることはありません。代替食品の情報は、『食物アレルギー診療ガイドライン2016』や『食物アレルギーの栄養食事指導の手引き2017』(https://www.foodallergy.jp/tebiki/) などに詳しく解説されているので、参考にするとよいでしょう。

しかし、代替食品を利用しても不足しがちな栄養素があります。それは、牛乳除去におけるカルシウム不足と、魚類除去におけるビタミンD不足です。

2. 牛乳アレルギーとカルシウム

日本人の食習慣はそもそもカルシウム摂取が不足する傾向があり、多くの人がカルシウム摂取基準を満たしていません。主なカルシウム摂取源である牛乳の除去が必要になると、カルシウム不足はますます深刻になります。

このため、牛乳アレルギーの人は、カルシウムを豊富に含む食材を日常的に意識して摂取することが必要です。しかし、一般的にカルシウムを豊富に含むといわれる海藻、小魚、野菜類(小松菜・チンゲンサイなど)は、1回の摂取量を考えると、牛乳を除去した分を補うために十分な量を含んでいるとはいえません。

例えば、牛乳200mLに相当するカルシウムは、小松菜にすると4株以上、しらす干しは100g以上に相当します(Q4-3)。

効率的にカルシウムを摂取するためには、畑の肉といわれる大豆やアレルギー用ミルク(Q4-4) による補給が勧められます。アレルギー用ミルクは味と価格の問題があり、長期に続けることが困難ですが、大豆乳や大豆製品はそれよりも安価で生活に取り入れやすい食材です。

3. 魚アレルギーとビタミンD

日本人はビタミンDの摂取を魚類由来に依存しているため、魚類除去を行うと、摂取不足に陥る可能性があります。ビタミンDはカルシウムの有効利用に働き、骨の成長に不可欠です。

魚類以外でビタミンDを多く含み、かつ手に入りやすいものとして、キクラゲ、マイタケ、シイタケなどがあげられます。乾燥キクラゲはビタミンDを85μg/100g含み、摂取基準に照らすと成人であれば乾燥キクラゲを6～12g摂取するとよいことになります。

Q5-2 アレルゲンの強弱表・回転食とは何でしょうか。

A いまから30年ほど前に日本で主流だった食物アレルギーの概念は、湿疹の悪化因子というものでした（Q2-3）。その背景には、アトピー性皮膚炎の標準的な治療が普及しておらず、湿疹のコントロールが不十分な人が多かったことも関係しています。

その後、即時型食物アレルギーの概念が定着して（Q1-2）、2006年から食物経口負荷試験が保険診療で行われるようになり、食物アレルギーの理解と診療は大きく進歩しました。しかし、いまでも昔の概念を残した情報に接することがあるので、正しい選択が必要です。

1. 抗原強弱表

かつては、除去する食物を正しく見極めるよりも、関係がありそうな食品を幅広く除去する指導がされていました。例えば、鶏卵アレルギーは鶏肉、牛乳アレルギーは牛肉の除去が行われ、小麦はすべての麦類、大豆はまずは大豆油が除去されました。

当時は、湿疹の悪化に影響しそうな食品を経験的に5段階に分類した"抗原強弱表"と呼ばれるものがありました。一般的によく利用される食物や、アクの強そうな食物は抗原性が強い、と分類されていました。当時は抗原強弱表を利用して食物の制限を指導する医師もいましたが、現在は用いられません。

2. 回転食

昔は、同じものを食べ続けるとその食べ物に対する過敏性が強くなると考えていた医師がいました。このため、食事指導では同じ食材を2、3日続けて食べないように、日によって食材を回転させながら献立を作成する「回転食」が指導されていました。

しかし、現在では回転食が推奨されることはありません。

3. 抗原特異的IgG抗体検査

一部の医師やインターネットなどで、抗原特異的IgG抗体検査で「遅延型アレルギー」が診断できると宣伝しています。

抗原特異的IgG抗体は、予防接種によってウイルスや細菌に対して免疫をつけることと同じで、健康な人が体を守るために持っている抗体です。

アレルギーのない人が測定しても陽性になることや、免疫療法でアレルギーが治ってきたときには、むしろ上昇することはよく研究されています。

したがって、この検査でアレルギーを診断したとする科学的根拠は乏しく、何らかの不定愁訴（腹痛・頭痛など）や慢性湿疹、下痢や便秘などを感じている人がむやみに多くの食物を制限してしまうことになりかねません。

Q5-3 食物除去の解除はどのように進めていけばよいでしょうか。

A

1. 食物除去の解除とは

食物除去の解除は、原因食物を安全に食べられることを確認しながら進めることがとても大切です。このため、解除は、食物経口負荷試験(以下、負荷試験)を行って、安全に食べられる量を確認しながら段階的に進めていきます。解除する段階は、それぞれの重症度に合わせて医師と相談しながら決めましょう。

過去にアレルギー症状を経験して完全除去をしている食物については、まずは少量の負荷試験を行って、陰性であればそれを上限として数週から数か月、自宅で摂取を繰り返します。それを増量するときには、中等量の負荷試験を行って陰性または安全に食べられる量を確認し、それを食べ続けるというように、段階的に食物除去の解除を進めます(Q3-5、図5-1)。

2. 食物経口負荷試験で食べられることが確認できた量以上を食べる危険性

食物経口負荷試験で症状が現れた量以上を食べると、症状が誘発される危険を伴います。自宅では、医師と一緒に確認できた量を守って、安全に食べ続けることを心がけましょう。

食物アレルギーを専門とする医療機関では、自宅での摂取量を把握して、増量プランをきめ細かく指導することがあります。その場合は、症状なく食べられた食品や、軽い症状を感じたことなどを漏れなく医師に報告して増量プランを決めていきます。その中では、加熱調理の方法、摂取量の計量、増量の頻度や増量幅、症状が現れたときの緊急処置やその後の摂取継続プランなどについて、医師の指示を十分に理解して、注意を守って進める必要があります。

図5-1 小児の耐性獲得を目指す食物アレルギーの診断・管理のフローチャート

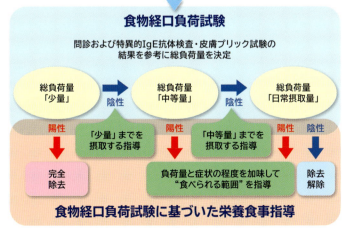

(「食物アレルギーの栄養食事指導の手引き2017」より引用)

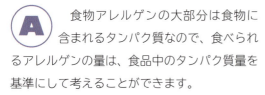

Q5-4 食べられる食品の種類を広げるにはどうしたらよいですか。

A 食物アレルゲンの大部分は食物に含まれるタンパク質なので、食べられるアレルゲンの量は、食品中のタンパク質量を基準にして考えることができます。

例えば、うどん100g（約1/2玉）には2.6g、薄力粉100gには8.3g程度の小麦タンパク質が含まれます。つまり、薄力粉にはうどんの約3倍のタンパク質が含まれるので、食べられる重量は約1/3（2.6/8.3）となります。そこで、うどん50gの食物経口負荷試験が陰性の場合は、薄力粉16g程度を使用した調理ができることになります（表5-1）。

牛乳も同様にタンパク質量で計算することができます（表5-2）。ヨーグルトや乳酸菌飲料は、一般的に「乳酸発酵」していますが、タンパク質が分解されることは少ないので、すべて牛乳タンパク質として計算すれば食べられる量を算出することができます。

チーズはタンパク質濃度の高い食品です。製造過程でタンパク質がどのように変化しているかは製造方法によって異なります。

鶏卵は加熱の程度の影響が大きく、卵白と卵黄の違いもあるので、タンパク質の量で考えることは難しく、鶏卵の量と加熱の程度を考慮して食べられる食品を広げていくことになります。

ケーキやクッキーのように、複数の食物が混ざっている加工食品については、各成分の含有量を製造企業に問い合わせる必要があります。常識的なレシピや調理方法から推測できる含有量をもとにして、安全を見込んで少なめに食べることは可能です。

表5-1 うどん50gが摂取可の場合に食べられる可能性の高い食品の量（例）

小麦製品	量*
薄力粉	16gまで
強力粉	11gまで
食パン	14g（6枚切りの場合約1/4枚）まで
スパゲティ、マカロニ（ゆで）	25gまで
スパゲティ、マカロニ（乾）	10gまで
焼きふ	4.5gまで

＊：量の換算は「日本食品標準成分表2015年版」に基づく。
（「食物アレルギーの栄養食事指導の手引き2017」より引用）

表5-2 牛乳50mLが摂取可の場合に食べられる可能性の高い食品の量（例）

乳製品	量*
バター	266gまで
乳酸菌飲料	145mLまで
ホイップクリーム（乳脂肪）	106gまで
ヨーグルト（全脂無糖）	44gまで
スライスチーズ	7gまで
パルメザンチーズ	3.6gまで

＊：量の換算は「日本食品標準成分表2015年版」に基づく。
（「食物アレルギーの栄養食事指導の手引き2017」より引用）

Q5-5 給食での食物除去を解除するにはどうしたらよいでしょうか。

A 保育所(園)・幼稚園・学校などの給食での食物除去を解除するためには、年齢に応じた十分な1食分を自宅で繰り返し食べて、症状が現れないことを見極めておくことが必要です。

鶏卵は、生に近い卵料理は出されませんが、卵スープ、オムライス、親子丼、卵とじ、プリン、マヨネーズなどが出されることがあります。牛乳は、クリームシチューとパンで150mL相当の牛乳を含む料理に加えて、飲用牛乳200mLがつくことがあります。小麦は、パンとシチュー、カレーうどんなどで、合計すると食パン2枚に近い量が提供されることもあります。

それに加えて保育所(園)・幼稚園・学校などでは、給食後に遊ぶ時間や体育の授業が行われます。日常摂取量を食べた後に運動しても大丈夫なことを日常生活の中で確認した上で、給食での食物除去の解除に臨む必要があります。

文部科学省と厚生労働省は、「完全除去か解除かの二者択一による給食提供」を推奨しています。その中でも、例えば、飲用牛乳だけを中止する、主食のパン・麺だけを家庭から持参するなど、部分的な解除を行うかどうかについては、保育所(園)・幼稚園・学校などの方針をよく確認する必要があります。

給食での食物除去の解除の申請をするときには、まずは解除可能な状況かどうかを医師とよく相談して決めましょう。食物除去を解除する場合には保護者からの申請で構いませんが、施設によって医師からの書類を求められることもあります。給食での食物除去を解除しても、しばらくは緊急時薬の管理を続けるなど、アレルギーに配慮した対応をお願いすることも大切です。

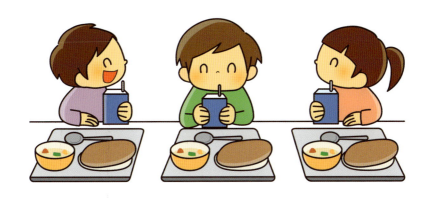

Q5-6 経口免疫療法はどのような治療でしょうか。どこで行うことができるのでしょうか。

1. 経口免疫療法とは

経口免疫療法は、『食物アレルギー診療ガイドライン2016』(以下、ガイドライン)で、つぎのように説明しています。"食べ物に注意しながらふつうに生活するだけでは早期に治ることが期待できない患者さんに、事前に食物経口負荷試験(以下、負荷試験)でどれくらいの量で症状が現れるかを確認した後に、原因食物を医師のもとで食べさせ、食べ続けていれば症状が現れない状態に誘導して、最終的には自由に食べられるようにすることを目指した治療法です。"

2. 方法

負荷試験で症状が誘発された量よりもずっと少ない量から食べ始めて、段階的に食べる量を増やします。一定量まで増やすことができたら、その量をしばらく食べ続けます。

食べる量を増やす速度や治療初期に入院するかどうかなどによって、各研究施設が、超急速法、急速法、緩徐法、超緩徐法などと呼んでいますが、名称に厳密な基準はありません。

経口免疫療法が始まった当初は、多くの施設で入院中に日常摂取量まで食べることを目指した超急速法または急速法が行われましたが、現在は目標量を少なめに設定して、緩徐法または超緩徐法で行われることが増えてきました。

経口免疫療法は研究的な取り組みなので、食べ始める量や増やし方、増やさないで食べ続ける量、期間などは施設によって異なります。各施設で、それぞれの方法を改良して、より安全な治療になるよう工夫を重ねています。

3. 効果とリスク

食物アレルギーでは誤食におびえていた患者さんにとって、経口免疫療法は夢の治療であり、その効果は劇的といえます。しかし、劇的な効果の一方で、注意するべき点が少なくないことを忘れてはなりません。

代表的な注意点として、治療中にアナフィラキシーショックを含めた重篤な症状が誘発される危険があります。特に、食べる頻度が不安定になったとき、かぜや喘息発作などの体調不良のとき、摂取前後の激しい運動や入浴などでは、症状誘発のリスクが高まります。

過去につらい症状を経験した患者さんにとって、好きとはいえない食品を年余にわたって休まず食べ続ける負担や、食べるたびに症状が現れるかもしれないと感じるストレス、摂取前後の注意を守るための生活上の制限、いつになったら治ったといえるのかわからない将来への不安など、治療を継続することは決して楽ではありません。

このような背景があるため、ガイドラインには"経口免疫療法を食物アレルギーの一般的な診療において推奨しない"とも書かれています。経口免疫療法を受けるときには、この二面性を十分に理解して、強い決意をもって臨む必要があります。

経口免疫療法を受ける際には、食物アレルギーの診療経験が豊富で、はっきりした計画と見通しを示してくれることや、効果だけでなくリスクについてもしっかり説明してくれること、さらには緊急時の診療や相談に応じてくれることなどを見極めて、信頼できる医療機関を選びましょう。

第6章

日常生活における注意点

　アレルギーを起こさないようにするためには、加工食品の食品表示(Q6-1)について正しい知識を得ておく必要があります。また、毎日の生活の中でアレルギー症状の出現に備えてどのように予防策を取るか(Q6-2、Q6-3)について、お母さんだけではなく家族全員で取り組んでください。

　体調不良を起こすとアレルギー症状が現れやすくなるので、例えば予防接種で予防できる病気については積極的に接種するなど、体調を良い状態に維持しておくように心がけましょう(Q6-4)。

　幼いうちは家庭で家族が気をつけていれば何とか対応できますが、成長・発達とともに活動範囲や交流範囲が広くなり、家族などの保護者の目の届きにくい機会が増えていきます。食物アレルギーを理由に子どもの社会生活が障害されないためにも、成長・発達に伴った子どもとの接し方(Q6-5)を意識してください。

　とりわけ入園や入学などの際には、保護者は大きな不安を感じることでしょう(Q6-6)。しかし、子どもを受け入れる保育所(園)・幼稚園・学校などの側の不安も大きなものです。意思疎通がうまくいかないときは市町村などの教育委員会やアレルギーを診てもらっている医師に間に入ってもらい、「子どもが安全で安心な園・学校生活を過ごすこと」という共通の目標に向けて粘り強く対話を続けていきましょう。

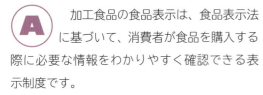

Q6-1 食品表示の見方について教えてください。

A 加工食品の食品表示は、食品表示法に基づいて、消費者が食品を購入する際に必要な情報をわかりやすく確認できる表示制度です。

表示されるのは、表示の義務がある7品目（特定原材料）と表示が勧められている20品目（特定原材料に準ずるもの）の27品目に限られています（表6-1）。レシチンや乳化剤など、何が入っているのかがわかりにくい原材料に該当するものが含まれていれば、（○○を含む）などと表示されることになっています。しかし、タラコ、アーモンド、赤魚など、少なからずアレルギーの人が存在するのに、アレルギー表示の対象になっていないものもあります。

表示の対象は、あらかじめ容器包装されているものや缶やビンに詰められた加工食品のみです。飲食店・量り売りの総菜・店内で調理する弁当やパンなどは、アレルギー食品表示の対象外です。そのため、アレルゲンが含まれていても表示されていない場合もあります。

特に、重度の食物アレルギーの人が加工食品を購入する際には、表示対象となっている容器包装や、缶・ビンに詰められた加工食品に限定するほうが安全です。

より詳細な情報については、『ぜんそく予防のために食物アレルギーを正しく知ろう』、『ぜん息予防のためのよくわかる食物アレルギー対応ガイドブック2014』なども参考にしてください。環境再生保全機構ホームページ(https://www.erca.go.jp)から入手可能です。

表6-1 アレルギー物質表示対象

表示の義務がある7品目（特定原材料）
卵、乳、小麦、そば、落花生、えび、かに
表示が勧められている20品目（特定原材料に準ずるもの）
あわび、いか、いくら、オレンジ、カシューナッツ、キウイフルーツ、牛肉、くるみ、ごま、さけ、さば、ゼラチン、大豆、鶏肉、バナナ、豚肉、まつたけ、もも、やまいも、りんご

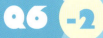

Q6-2 アレルギー症状の出現に備えて家庭ではどのような点に気をつけたらよいでしょうか。

A 誤って摂取する可能性について常に想定して、予測される症状やそのときにどうすればよいかをあらかじめ医師と相談して決めておきましょう。

また、アドレナリン自己注射薬（エピペン®）をはじめとして、抗ヒスタミン薬、ステロイド薬など、薬剤の置き場所は家族全員で把握して、薬剤の使用および医療機関受診のタイミングなどについて普段から家族内で話し合ってください。エピペン®は、いざというときに備えてトレーナーを用いて打つ練習をしておきましょう。

1. アレルギー症状かどうかを見分けるポイント

誤食のときや食物経口負荷試験のときに経験した誘発症状は、アレルギー症状を見分ける際に役立ちます。しかし、そういった経験がなく、しかも、原因食品の摂取が明らかでない場合には、アレルギー症状なのかどうか迷うことがあります。その場合は、じんましんや皮膚の赤み、かゆみなどがあるかを探してください（Q2-1）。食物アレルギー誘発症状で最も多いのが皮膚の症状だからです。

2. 救急対応が必要な症状を知っておく

「緊急性が高いアレルギー症状」が認められたら、すぐに救急対応が必要です（Q7-2）。

3. 子どもには原因食品回避や緊急時対応を教えておく

年齢が大きくなったら、以下のことについて教えておきましょう。

(1) 原因食品の種類とそれが提供された場合の上手な断り方
(2) 誤食した場合の対応法（内服や注射のタイミング）
(3) 家族への連絡方法

状況を適切に伝えられない場合に備えて、原因食品と症状が起こった際の連絡先や対処法について記入されているカードなどを活用することも役立ちます。

Q6-3 家庭内での誤食予防対策について教えてください。

A 食物アレルギーの管理で大切なことは、正しい原因アレルゲン診断に基づいた必要最小限の除去を行うことです。何をどの程度食べると、どの程度の症状が現れるかを把握しておくことは、安全なアレルギー対応食を調理する上でも重要な情報です。

必要に応じて食物経口負荷試験を行い、お子さんの現状把握に努めましょう。その上で、以下の5つの点に注意して、家庭での対応を家族みんなで考えてみてください。

1. アレルゲンを家庭に持ち込まない

お子さんが小さいうちは、アレルゲンを含む食品を家庭内にできるだけ持ち込まないようにしましょう。アレルギーのないきょうだいがいる家庭では、本人の前でアレルゲンを含む食品を食べないことや、手の届くところにアレルゲンを含む食品を置かないように言い聞かせておく必要があります。

2. 調理中のアレルゲンの混入に気をつける

アレルゲンの混入を避けるため、患児の食事を先に調理するようにしましょう。また、煮物や鍋など取り分けて食べるメニューにアレルゲンを含む食品を使用する場合は、先に患児の分を確保してから調理するようにしましょう。

3. 除去食用の食器は区別しておく

患児本人が使用する食器は、誰が見ても一目でわかるような印をつけるなど専用の食器を用意して、誤って配膳しないように気をつけましょう。

4. アレルゲンを含む食品を触らせない

家族が目を離したすきに患児が他の家族の食事に手をつけたり、他の家族が牛乳を飲んだコップにアレルゲンが入っていない飲み物を継ぎ足して飲んだり、ゴミ箱に捨てたものを口にしたりして、アレルギーを起こした事例もあります。誤ってアレルゲンを含む食品を口にしないように目を離さないことが必要です。

5. アレルゲン情報の家族内共有

たまたま訪問した祖父が、母親の知らない間にアレルゲンを含む食品を食べさせてしまいアレルギーが生じた事例があります。家族だけでなく、よく訪れる友人などともアレルギー情報が共有できるように、原因食品を書いたカードを携帯したりどこかに貼っておいたり、食べられる加工食品一覧を貼り付けたりして誤食予防に努めましょう。

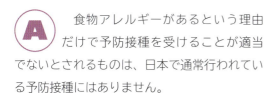

Q6-4 予防接種や服薬について注意すべき点を教えてください。

A 食物アレルギーがあるという理由だけで予防接種を受けることが適当でないとされるものは、日本で通常行われている予防接種にはありません。

ただ、インフルエンザワクチンに関しては、厚生労働省の予防接種ガイドラインに「鶏卵アレルギーが明確な者に対しての接種には注意が必要」と書かれています。なぜなら、インフルエンザワクチンを作るときに、鶏卵でワクチンウイルスを増やすため、アレルギーが起こるとはいえない極微量（数ng/mL）の鶏卵成分が混ざる可能性があるからです。

実際には、国内外で行われた臨床研究では、きわめて多くの鶏卵アレルギーの患者さんがアナフィラキシーを起こすことなく接種できることがわかっています。

鶏卵でアナフィラキシーを起こしたことがある、あるいは卵白特異的IgE抗体価が非常に高い人で、インフルエンザワクチン接種に不安がある場合は、インフルエンザワクチン接種について医師に相談してみてください。

ただし、ワクチン接種によってアナフィラキシーを起こしたことのある人はそのワクチンは接種できません。

薬剤使用で注意すべき点は、病院で処方される薬や街なかの薬局で購入する薬だけでなく、漢方薬や特定保健用食品や口腔ケア用塗布薬などにも、鶏卵や牛乳などの成分が含まれている場合があることです（表6-2）。

薬剤を使用する場合、特に街なかの薬局で購入したときは、必ず成分表示を見るようにしてください。

表6-2　鶏卵・牛乳アレルギーで注意が必要な医薬品

鶏卵アレルギーの患者さんが気をつける必要のある医薬品含有成分（薬効分類）
リゾチーム塩酸塩（かぜ薬、鎮咳去痰薬、消炎酵素点眼薬、皮膚潰瘍治療薬など）
牛乳アレルギーの患者さんが気をつける必要のある医薬品含有成分（薬効分類）
タンニン酸アルブミン（止痢薬）、乳酸菌製剤（整腸剤）、カゼイン（制吐剤、緩下剤、経腸・経口栄養剤）、乳糖（吸入薬）、リカルデント®（口腔ケア用塗布薬、特定保健用食品）など

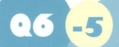

Q6-5 食物アレルギーの子どもへの接し方について教えてください。

A 多くの食物アレルギーは小学校入学までに自然に治ることが期待できます。保護者はアレルギー症状を過剰に怖がることなく、本書を活用して食物アレルギーに関する正しい知識を得るように心がけましょう。

保護者が一生懸命になりすぎて、子どもが望んでいないことを強制することもありますが、誕生日や進級などの節目に、発達段階に応じて病気を少しずつ理解するように促すことが重要です。以下に年齢に応じた接し方を記します（表6-3）。

幼児期は食べる前に必ず食べられるかどうかを保護者に確認するように導きます。学童期まで食物除去が必要な場合は、幼児期から続く除去食が習慣化して除去食品は食べられないと思い込む場合やアナフィラキシーのつらい記憶が残る場合があり、たとえ陰性を確認した後でも自ら進んで食べない傾向があります。本人の意向を尊重し、嗜好も考慮して、必要最小限の食物除去となるように導きましょう。

前思春期まで食物除去を必要とする子どもは、新たな食品を拒む場合もあれば、意欲的に希望する場合もあります。本人の意向を尊重しながら食物経口負荷試験を実施して、必要最小限の食物除去という目標に向かいましょう。食品表示の見方などを本人が医師や栄養士に直接聞く機会を設けることも有用です。薬剤の管理や日誌の記載など、自分でできそうなところから始めて「自分でできる」という自信を高めるとよいでしょう。

思春期になると、保護者から離れ、友人との交流が深まるにつれて外食の機会も増えていきます。忙しくとも、あえて食物経口負荷試験で病気と向き合う機会を作り、病気の仕組み、食品表示の見方、緊急時の対応などについて医療者と1対1で話し合うことも重要です。

他のアレルギー疾患を合併して、治療・管理の主体が保護者からスムーズに移行できなかった人は、このような機会に病気に対する意識の向上が期待できます。

表6-3　年齢に応じた子どもへの対応

幼児期（2〜4歳）	食べる前に必ず保護者に確認してから食べる習慣をつける。
学童期（5歳〜小学校低学年）	嗜好も考慮し、必要最小限の食物除去となるように導く。
前思春期（小学校高学年）	除去食の必要性や食品表示の見方、エピペン®の手技を教育する。治療・管理の主体を保護者から子どもへ移行する。
思春期（中学生以降）	治療管理の主体が子どもに移行していない場合は、食物経口負荷試験を積極的に利用して前思春期で挙げた項目を習得させる。

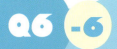

Q6-6 通園・通学を始めるときに、施設にどのような手続きをするのが望ましいでしょうか。

A 保育所（園）・幼稚園・学校などでのアレルギー管理および対応に関しては、平成20年に文部科学省、平成23年に厚生労働省から生活管理指導表（以下、指導表）と同時にガイドラインが発表されています。手続の際は、この指導表とガイドラインに基づく管理と対応が勧められます。入園・入学前に指導表を提出することで、情報が保育士・教職員全員に共有されます。入所（園）・入学後は、給食を含めて具体的にどのように対応していくかを十分に話し合って信頼関係の構築に努めます。

以下に、入所（園）・入学前に対応すべきことについて記します。

1. 食物アレルギーの診断を確かめる

入所（園）・入学時に原因食物の除去を継続する必要があるかどうかを確認します。不必要な除去で、子どもは不要な苦労を、保護者は不要な心配を、施設は不要な努力をすることになります。積極的に食物経口負荷試験を行い、食べられるようになったかを確認しましょう。

2. 指導表などの記入と提出

指導表の役割は、患児の食物アレルギー状況を正確に施設に伝えることです。集団生活で配慮が必要な食物アレルギー児は、医師に指導表の記載を依頼して提出する必要があります。詳細は、厚生労働省保育課や文部科学省のホームページに参考資料がありますので参考にしてください（表6-4）。

3. 保育所（園）・幼稚園・学校への要望

保育所（園）・幼稚園・学校などと緊急時の対応について具体的に話し合いましょう。これまでに経験したアレルギー症状を時間経過とともに記載したものや、アレルギー症状が現れたときの写真や動画をもとにして、エピペン®が必要となる状況などを確認しておくと理解が進みます。家庭でできることを最大限に示すことも重要です。保育士・教職員に感謝の気持ちを繰り返し伝えましょう（施設が対応するのは当然という態度や、任せきりという状況にならないように注意してください）。

表6-4　生活管理指導表などのホームページアドレス

学校生活管理指導表（アレルギー疾患用）
https://www.gakkohoken.jp/books/archives/53

学校のアレルギー疾患に対する取り組みQ&A（日本学校保健会）
https://www.gakkohoken.jp/themes/archives/40

学校給食における食物アレルギー対応について（文部科学省）
http://www.mext.go.jp/a_menu/sports/syokuiku/1355536.htm

厚生労働省 子ども・子育て 保育関係
https://www.mhlw.go.jp/stf/seisakunitsuite/bunya/kodomo/kodomo_kosodate/hoiku/index.html

第7章

医療機関外でアレルギー症状が現れたときの対応

アナフィラキシーが医療機関外で起こる頻度は、自宅、外出先(ファストフード店を含めた各種の飲食店、親戚や友人宅などの訪問先)、保育所(園)・幼稚園・学校などの順に多いといわれています。医療機関外でアナフィラキシーに対応するのは、人・物・場所の面でかなり不安定な状況にあるため、日頃からどのように対応するか具体的にイメージしながら訓練をしておく必要があります。

対処法のポイントは、「緊急性が高いアレルギー症状」(図7-1)があるかどうかを判断する

ことです(Q7-1、Q7-2)。アドレナリン自己注射薬(エピペン®)は、適切なタイミングで適切な使い方(Q7-3)をすればアナフィラキシーのすべての症状を速やかに和らげる力を持っています。アナフィラキシーを起こしたことがある子どもやアナフィラキシーを起こすリスクが高い子どもはエピペン®を携帯することが好ましいとされています(Q7-4)。いざというときに誰でも使えるように、3～4か月に1回はエピペン®練習用トレーナーを用いて訓練をしておきましょう。

図7-1 緊急性が高いアレルギー症状

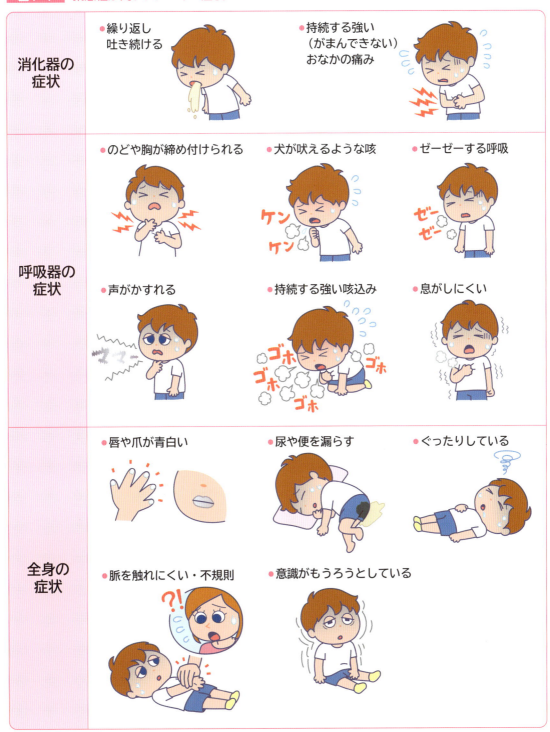

(日本小児アレルギー学会アナフィラキシー対応ワーキンググループ:「一般向けエピペンの適応」より引用改変)

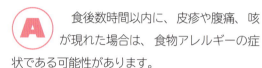

Q7-1 医療機関外で食物アレルギーの症状が現れた場合の対処法を教えてください。

A 食後数時間以内に、皮疹や腹痛、咳が現れた場合は、食物アレルギーの症状である可能性があります。

まずは、図7-2に示す「重症」の症状がないかを確認します。重症の症状がある場合は、Q7-2を参考に速やかに対応できるように日ごろから訓練をしておいてください。

「軽症」は、安静にして少なくとも5分ごとに注意深く経過観察します。数十分が経過しても症状改善が認められない場合は医療機関を受診してください。

「中等症」は速やかに医療機関を受診してください。症状の進行が急速な場合や湿疹と腹痛など2つ以上の臓器にまたがって症状が出現した場合は、重症度に準じた対応を考慮します。

症状が進行しているときや不安定なときは、体を動かすことで症状が急速に進む可能性があります。なぜなら、体を動かすことはアレルギー症状で生じた全身臓器の不具合を何とかしよう動いている心臓に、さらに負担を強いることになるからです。心臓に負担をかけないように、安静を保ち症状が軽快していくのを待ちます。どうしても移動が必要な場合は、顔色と息づかいに注意しながらゆっくりと移動し、少しでも悪化する傾向があれば移動を止める慎重さが必要です。

食物アレルギーの症状が出現した際に使用される治療薬(表7-1)として、抗ヒスタミン薬、気管支拡張薬、ステロイド薬、アドレナリン自己注射薬(エピペン®)があります。抗ヒスタミン薬は皮膚の症状に、気管支拡張薬は呼吸器の症状に有効性を示すことがあります。ステロイド薬は効果発現が遅く、急速に進むアレルギー症状への効果はきちんと証明されていません。

エピペン®は速やかに効果を発揮する最も頼りになる治療薬です。エピペン®以外の治療薬を使用しても症状が進行する場合は、エピペン®の使用のタイミングを逃さないことが重要です。

表7-1 食物アレルギーの症状が出現した場合に使用される治療薬

薬剤名	効果	効果発現までの時間
抗ヒスタミン薬 (内服、点滴)	皮膚や目、口、鼻、顔面の症状を抑える。	30〜60分
気管支拡張薬 (吸入、内服)	気管支を広げて、咳や喘鳴を抑える。	速やか(吸入) 30分以上(内服)
ステロイド薬 (内服、点滴)	数時間後に現れる症状を予防する。	4〜6時間
アドレナリン自己注射薬 エピペン®(筋肉内注射)	アナフィラキシーのすべての症状を和らげる。	速やか

図7-2　アレルギー症状の重症度評価と対処法

重症度	軽症（下記の1つでもあてはまる）	中等症（下記の1つでもあてはまる）	重症（下記の1つでもあてはまる）
皮膚	☐ 部分的な赤み、ぶつぶつ ☐ 軽いかゆみ ☐ くちびる・まぶたの腫れ	☐ 全身性の赤み、ぶつぶつ ☐ 強いかゆみ ☐ 顔全体の腫れ	
消化器	☐ 口やのどのかゆみ・違和感 ☐ 弱い腹痛 ☐ 吐き気 ☐ 嘔吐・下痢（1回）	☐ のどの痛み ☐ 強い腹痛 ☐ 嘔吐・下痢 　（2回）	☐ 持続する強い（がまんできない） 　おなかの痛み ☐ 繰り返し吐き続ける
呼吸器	☐ 鼻水、くしゃみ	☐ 咳が出る（2回以上）	☐ のどや胸が締め付けられる ☐ 声がかすれる ☐ 犬が吠えるような咳 ☐ 持続する強い咳き込み ☐ ゼーゼーする呼吸 ☐ 息がしにくい
全身		☐ 顔色が悪い	☐ 唇や爪が青白い ☐ 脈を触れにくい・不規則 ☐ 意識がもうろうとしている ☐ ぐったりしている ☐ 尿や便を漏らす
エピペン®	☐ エピペン®を準備　悪化→	☐ 治療後も咳が続く・重症と 　迷うときはエピペンを使用　悪化→	☐ すぐにエピペン®を使用
薬	☐ 30分続けば薬を飲ませる	☐ 薬を飲ませる ☐ 呼吸器の症状があれば気管支拡張薬を吸入する（処方がある場合）	
受診対応	☐ 5分ごとに症状を観察 ☐ 1時間続けば医療機関を受診	☐ 5分ごとに症状を観察 ☐ 医療機関を受診	☐ あおむけの姿勢にする ☐ 救急車で医療機関を受診

（相模原病院小児科資料より引用）

Q7-2 緊急性が高いアレルギー症状が出現した場合の対処法を教えてください。

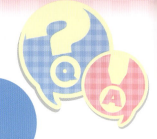

A 「緊急性が高いアレルギー症状」、いわゆる重症の症状が1つでも当てはまる場合に発見者が最初に行うべきことは以下の3つです（図7-3）。

1. 子どもから目を離さず、一人にしない

目を離した隙に症状が進行する可能性があります。人が集まってくるまで、子どもに寄り添い、症状の観察とその時刻を記録します。

2. 助けを呼び、人を集める

同時に多くのことを行いながら、子どもの病状の変化に迅速に対応することが要求されるため、多くの人手が必要です。

3. エピペン®と内服薬を持ってくるように指示する

別の場所に治療薬を保管している場合は、現場に持ってきてもらうように指示します。子どもの様子が観察できる範囲に治療薬があり、人が来るのに時間がかかる場合は、発見者自らが治療薬を取りに行き、使用できるように準備します。

重症の症状があり、エピペン®を携帯している場合は、現場の判断で速やかにエピペン®を使用することが重要です。自分の判断で実施できるように数か月に1回程度の定期的な訓練をしておきましょう。本人がエピペン®を操作できない場合は居合わせた人が実施します。その際、発見者がエピペン®を操作するなど実施のルールを決めておくことで混乱が避けられます。

エピペン®の使用の有無にかかわらず重症の症状がある場合は速やかに救急要請をします。体を動かすことで症状が急速に悪化することがあるので救急隊到着までその場で安静を保ちます。

安静を保つ体位は、ぐったりして意識がもうろうとしている場合は、あおむけでタオルやかばんなどを足元に置き、足を15〜30cm高くします。吐き気やおう吐がある場合はおう吐物による窒息を防ぐため、体と顔を横に向けます。呼吸が苦しくあおむけになれない場合は、上半身を起こして後ろに寄りかからせます。幼少児の場合は抱っこが最も安静を保てることがあります。

アナフィラキシーのとき、皮膚がかゆくて不機嫌になることもあります。うちわやタオルであおぐことや冷たい水やタオルで皮膚を冷やすことで、かゆみが緩和されることがあります。

大切なことは、緊急時だからこそ子どもに寄り添い、しっかりと観察して精神的にも支援してあげることです。子どもが少しでも安静を保てる環境を作ってあげることを心がけて対応して、救急隊につなげるようにしてください。

図7-3 アナフィラキシーへの対応

①状況把握と連絡 → ②エピペン®注射 → ③救急受診

仰向けにして呼吸・循環の確認

息をしているか確認
心臓が動いているか確認

助けを呼ぶ

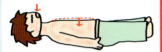

エピペン®の準備や救急車の要請を依頼する
なるべくその場を離れない

利き腕でペンの中央を持ち、青色の安全キャップを外す

 →

カバーキャップをあける　安全キャップを外す

太ももの付け根と膝の中央のやや外側に垂直に、オレンジ色の先端をゆっくり強く押しつけ注射する

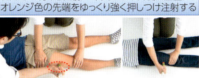

「カチッ」と音がしてから5秒間押しつける　服の上からでも可

エピペン®を太ももから抜き取り、オレンジ色のカバーが伸びているのを確認

  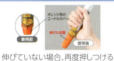

注射部位をもむ
伸びていない場合、再度押しつける

仰向けにして救急車を待つ

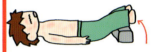

仰向けにして30cm程度足を高くする
呼吸が苦しいときは少し上体を起こす
吐いている時は顔を横向きにする

救急車で医療機関を受診

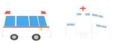

必ず救急車で医療機関を受診する

（相模原病院小児科資料より引用）

Q7-3 アドレナリン自己注射薬（エピペン®）の使い方について教えてください。

A

1. ケースから取り出す

ケースのふたが固くて開きにくいことがあります。練習時もエピペン®トレーナーをケースに入れて、ふたを開けてケースから取り出すところから始めるようにしてください。

2. しっかりと握る

利き手でエピペン®をしっかりと握ります。なぜなら、エピペン®を注射するにはある程度の力が必要だからです。親指を端にかけないようにしてください。誤ってオレンジ色の針が出るところに親指をかけて打って、親指に注射してしまった事例があります。鉛筆を持つような持ち方も力が入らず不適切です。

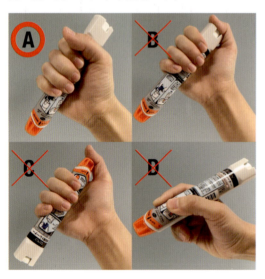

3. 青い安全キャップを外す

青い安全キャップを利き手と反対の手で外して、そのまま安全キャップを適当なところに置きます。このときもエピペン®は利き手で握ったままで、別の手に握り変えないようにしてください。慌てて落としてしまいその衝撃で針が出てしまって使えなくなった事例があります。注射を打つ直前まで安全キャップを外さないようにしましょう。

4. 太ももに注射する

エピペン®を持っていない手で注射予定の太ももの筋肉をガッシリと握ると、筋肉にある程度の硬さが生じるため注射しやすくなります。足が細くて筋肉が薄い幼児に対してエピペン®を注射をする際も、上滑りすることなく安定してできるようになります。この際、自分の手に注射しないように気をつけてください。

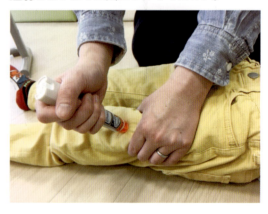

5. 確認する

確実に打てていることを病院でも確認する必要があるので、使用済みのエピペン®は必ず搬送時に搬送先の病院に持ってきてください。

<エピペン®実施時は注射部位が動かないように固定します>

　エピペン®注射を本人に代わって他人が実施する場合は、注射時に子どもが動かないように固定するためにできるだけ2人以上で行ってください。基本に忠実に股関節と膝関節をしっかりと固定するようにしてください。1人で実施する場合は対面で抱っこし、エピペン®を持っていない手で子どもの注射する予定の側の太ももをガッシリと握り、エピペン®を持っている手を子どもの背中から回して注射をするようにします。

<大腿の真ん中前外側に注射する理由>

　大腿の内側は大きな血管が通っており、太腿前面も骨が近くにあります。大腿内側や大腿前面に注射すると、薬剤が血管や骨に入り一気に血の流れに乗って全身を巡るため、強い副作用が発生する可能性があります。したがって、エピペン®は太腿真ん中前外側の筋肉に確実に注射することが大切です。

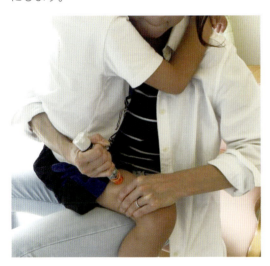
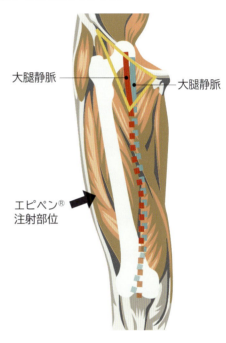

Q7-4 どのような人がアドレナリン自己注射薬（エピペン®）を持っていたほうがよいですか。

A アドレナリン自己注射薬（エピペン®）の処方の対象者（図7-4）は「アナフィラキシーの既往のある人またはアナフィラキシーを発現する危険性の高い人」とされています。したがって、何らかの原因でアナフィラキシーが起きる危険性が高い人は、エピペン®を携帯します。

エピペン®には0.15mgと0.3mgの2種類の製剤があり、前者は体重が15kgから30kgまで、後者が30kg以上の患者さんに対して処方されます。

リスペリドン（リスパダール®）など一部の抗精神病薬とエピペン®（アドレナリン）は、併用すると血圧が下がる可能性があるため、これまで国内では併用できませんでしたが、2018年3月に添付文書が改訂され、注意すれば併用できるようになりました。

抗精神病薬を服用している人もエピペン®を使用できるようになりましたが、使用後に脈が触れにくい、意識が遠のくなど血圧低下の症状が生じないかを注意深く観察し、「エピペン®使用後はただちに医療機関を受診する」という約束をしっかり守るようにしてください。

図7-4 エピペン®を持っていたほうがよい条件

- アナフィラキシーによる "一般向けエピペン®の適応の症状" の既往がある

- アナフィラキシーを発現する危険性が高い
  - ・呼吸器の症状・循環器の症状の既往
  - ・原因アレルゲンの特異的IgE抗体値が強陽性
  - ・コントロールできていない喘息の合併
  - ・微量で客観的症状が誘発される

- 医師が必要と判断した場合
  - ・患者や保護者の希望
    ただし、使用する適応要件を十分に理解して、緊急時に自ら（保護者が）使用する意志があること
  - ・緊急受診する医療機関から遠方に在住
  - ・宿泊を伴う旅行　など

（「食物アレルギーの診療の手引き2017」より改変引用）

第8章

保育所（園）・幼稚園・学校などの職員の方々へ

食物アレルギーは保育所（園）・幼稚園・学校などで初めて発症することがあります。また、食物アレルギーを持つ児・生徒が転入することもあります。食物アレルギーはいつどこで発症するかわかりませんので、該当する児・生徒のいない施設でも緊急時対応の体制づくりが必要となります。

すべての保育士・教職員が食物アレルギーやアナフィラキシーなどに関する正しい知識を持つとともに、エピペン®を正しく扱えるようにするには、シミュレーションを取り入れた実践的な研修を定期的に実施することが効果的です。その中では、アレルギー症状出現時の職員の役割分担（Q8-1）を想定して行いましょう。

アレルギーが発生したときの対応を身につけると同時に、アレルギー発症予防のための取り組みも重要になります。「保育所におけるアレルギー対応ガイドライン」や「学校給食における食物アレルギー対応の大原則」（表8-1）を踏まえた上で、生活管理指導表を活用（Q8-2）して、アナフィラキシー発症予防対策（Q8-3、Q8-4）を講じておくことが重要です。

表8-1　学校給食における食物アレルギー対応の大原則

- 食物アレルギーを有する児・生徒にも、給食を提供する。そのためにも、安全性を最優先とする。
- 食物アレルギー対応委員会等により組織的に行う。
- 「学校のアレルギー疾患に対する取り組みガイドライン」に基づき、医師の診断による「学校生活管理指導表」の提出を必須とする。
- 安全性確保のため、原因食物の完全除去対応（提供するかしないか）を原則とする。
- 学校及び調理場の施設設備、人員等を鑑み無理な（過度に複雑な）対応は行わない。
- 教育委員会等は食物アレルギー対応について一定の方針を示すとともに、各学校の取り組みを支援する。

（「学校給食における食物アレルギー対応指針」（平成27年3月 文部科学省発行）より引用）

Q8-1 アレルギー症状出現時の保育所(園)・幼稚園・学校などの職員の役割分担について教えてください。

＜アレルギー症状出現時の保育士・教職員の役割＞

- 発見者「観察」：まず人を集めて緊急時対応が迅速に的確にできるように準備します。その際に発見者は患児から目を離さずに、児に寄り添います。管理者・監督者が到着するまでは現場のリーダーになります。
- 教員・職員「準備係」：エピペン®と自動体外式除細動器(AED)など緊急時対応の準備およびサポートをします。
- 教員・職員「連絡係」：救急車要請や管理職、保護者などへ連絡します。
- 教員・職員「記録係」：観察開始時間、エピペン®の使用時間、5分ごとの症状の観察時間など時系列で症状の推移を記録します。
- 管理者・監督者：現場に到着し次第、現場のリーダーとなります。
- 教員・職員「その他の役割」：他の児・生徒への対応、救急車の誘導、処置介助など、現場のリーダーの指示に従います。

＜アナフィラキシー出現時対応のためにあらかじめ決めておくこと＞

- エピペン®、内服薬などの保管場所
- エピペン®実施者を決めておけば混乱を避けられる可能性があります。看護師(養護教諭)、管理者、担任、発見者など優先順位をつけて、実施者不在という状況が生まれないようにしましょう。
- それぞれの保育所(園)・幼稚園・学校などで作成している「食物アレルギー緊急時対応マニュアル」、食物アレルギー対応委員会で作成承認された「個別取り組みプラン」、「症状チェックシート」。詳細は「食物アレルギー緊急時対応マニュアル」(http://www.metro.tokyo.jp/INET/OSHIRASE/2013/07/DATA/20n7o400.pdf)p7を参照］の保管場所

＜アナフィラキシー時のシミュレーション＞

　児童生徒が過去に経験したアナフィラキシー症状の時間経過を題材とした緊急時対応のシミュレーションを取り入れると理解が深まります。その際、消防機関とも連携して専門的な助言を得ておくことも連携を深める上で有用です。

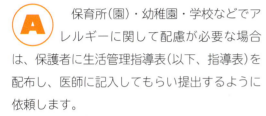

Q8-2 生活管理指導表の活用の仕方を教えてください。

A 保育所（園）・幼稚園・学校などでアレルギーに関して配慮が必要な場合は、保護者に生活管理指導表（以下、指導表）を配布し、医師に記入してもらい提出するように依頼します。

指導表の提出を受けて、保護者と面談します。患児のアレルギーについて具体的な情報を保護者から聞き、保護者の考えや希望を十分に理解することが大切です。この時点で決定事項と未決事項を明確にし、未決事項については後日に食物アレルギー対応委員会などで協議します。

保護者との面談内容を食物アレルギー対応委員会で共有します。協議事項に関して組織としてどう対応するのかを決定して、決定事項を保護者に伝えて理解を得ます。最終的な個別取り組みプランが作成された後に、保育士・教職員全員で個別取り組みプランを共有します（表8-2、表8-3）。

詳細については「保育所におけるアレルギー対応ガイドライン」や「学校のアレルギー疾患に対する取り組みガイドライン」（日本学校保健会）の「食物アレルギー・アナフィラキシー」の項目を参照してください。

表8-2 保育所（園）・幼稚園・学校などにおける生活管理指導表活用の流れ

1. アレルギー疾患を持つ子どもの把握（就学時健診、入園・入所前）
2. 保護者へ生活管理指導表を配布
3. 医師による生活管理指導表の記入
4. 保護者との面談
5. 管理職を委員長とした食物アレルギー対応委員会の開催
6. 対応の決定と実施、保育士・教職員の共通理解
7. 生活管理指導表の見直し（年に1回）

（『食物アレルギー診療ガイドライン2016』を一部改変）

表8-3 保護者との面談の内容（例）

基本情報	指導表に基づいて直近のアレルギー症状や食物経口負荷試験での状況を確認する。保護者、病院などの連絡先と連絡方法を確認する。
児の疾患理解度	具体的な除去内容を理解して自ら実践できるか、緊急時対応をどの程度理解しているかなどを確認する。
医師との連携	定期的な経過観察ができているか。直近の診察内容および次回の受診予定日はいつかなどを確認する。
学校生活	牛乳パックの洗浄や給食当番など食品と触れ合うような場面でどのように対応するかを確認する（「学校のアレルギー疾患に対する取り組みガイドライン」p77参照）。
緊急時対応	緊急時の処方薬をどのように扱うかを確認する。
学校給食	「学校給食における食物アレルギー対応指針」（平成27年3月文部科学省発行）に基づき対応する。対応できることと対応できないことを正確に伝え、具体的にどう対応していくかを確認する。
個別取り組みプラン作成	面談時点での決定事項を記載しておく。

（「学校におけるアレルギー疾患対応マニュアル」（平成25年3月 兵庫県教育委員会作成）参照）

Q8 -3 アナフィラキシーなどの発症予防対策として学校でできることは何でしょうか。

A 最も大切なことは全教職員が食物アレルギーとアナフィラキシーに関して正しい知識を取得しておくこと（**Q8-4**）です。正しい知識があれば、正しく怖がることができます。定期的に知識を確認・更新する機会を作りましょう。アナフィラキシーは一種の災害です。日頃から防災意識を高めておくことが発症予防にもつながります。以下、具体的なアナフィラキシー発症予防対策に関して、前述の「学校給食における食物アレルギー対応の大原則」に沿って説明します。

1. 食物アレルギーを有する児・生徒に給食を提供するために安全性を最優先とする。安全性確保のため、原因食物の完全除去対応（提供するかしないか）を原則とする。

　学校給食が原因となる食物アレルギーを発症させないことを前提とした学校給食の施設設備や人員配置のあり方について検討して、方針を定めておきましょう。献立作成時に鶏卵・牛乳・小麦など除去対応の多い食品について使用頻度や使用方法などを検討しておくことも

有用です。

2. 教育委員会などは食物アレルギー対応について一定の方針を示すとともに各学校の取り組みを支援する。食物アレルギー対応委員会などにより組織的に行う。

　学校は市町村における食物アレルギー対応の基本方針に従い、校内で管理者を委員長とする「食物アレルギー対応委員会」を設置して組織的に緊急時対応の体制を整備しておきましょう。決して養護教諭と栄養教諭が孤軍奮闘という状況にならないようにしてください。

3.「学校のアレルギー疾患に対する取り組みガイドライン」に基づいて医師の診断による「学校生活管理指導表」の提出を必須とする。

　医師の診断に基づかない不必要な食物アレルギー対応は、児童生徒の成長の妨げになるとともに、学校側に不必要な負担を強いることになります。毎年、「学校生活管理指導表」を提出してもらうことを原則とし、児童生徒の食物除去の見通しを確認するようにしましょう。

Q8-4 食物アレルギーとアナフィラキシーに関する正しい知識を効果的に効率的に学ぶにはどのようにすればよいでしょうか。

A 2015年3月に文部科学省から全国の学校に配布された学校における「アレルギー疾患対応資料DVD」（表8-4）を教職員間で視聴されるのが効率的です。文部科学省のホームページに動画のリンクが貼り付けてあります。検索サイトで「学校　アレルギー　文部科学省」のキーワードで検索すると当該サイトが検索されます。

表8-4　学校におけるアレルギー疾患対応資料

映像項目	収録時間
学校におけるアレルギー疾患対応の基本的な考え方	11分12秒
食物アレルギーに関する基礎知識	11分42秒
学校生活上の留意点（食物アレルギー、アナフィラキシー）	10分11秒
緊急時の対応	7分24秒
学校におけるアレルギー疾患対応資料（アドレナリン自己注射薬の正しい使い方）	21分57秒

研修の進め方の例
① 事前に内容確認問題（表8-6、表8-7）を渡して、動画を視聴しながら回答してもらう。
② 研修当日に内容確認問題の解答解説を行い、質問を受け付ける。
③ シナリオ（表8-5）に沿ってエピペン®練習用トレーナーを用いたロールプレイを行う。
④ 3分ほど時間を設け、各自で今回学んだことを紙に書く。
⑤ それぞれの気づきを共有し、全体でのTake home messageを決める。

表8-5　アナフィラキシー児のシナリオ（例）

9歳男児　昼休みに鬼ごっこをしていた			
時間	症状		重症度
10分	目がかゆい		
13分	背中と胸もかゆい		
16分	まぶたが腫れてきた		
18分	咳ばらい		
20分	咳が続いてきた		
23分	息苦しいと言ってグッタリしている		

図7-2の表を見ながら参加者にそれぞれの時間での重症度を記載してもらいます。このケースでは上から、軽・中・中・中・重・重です。中等症の症状が出現してきた13分ころにはエピペン®を準備し、20分までにはエピペン®を使用できるようにしましょう、などとあらかじめ好ましい動きをイメージしておきましょう。事前に食物アレルギーに詳しいアレルギー専門医の意見を確認しておくとさらによいでしょう。

動画での事前学習を効率的にするポイント
①「食物アレルギーに関する基礎知識」と「緊急時の対応」は最低限見ておいてもらう。
② 事前学習の「内容確認問題」（表8-6、表8-7）を必ず実施してもらう。

表8-6	「食物アレルギーに関する基礎知識」DVD内容確認問題

「食物アレルギーに関する基礎知識」DVD 内容確認問題

1. 食物アレルギーで最も多い症状は【皮膚／呼吸器／粘膜／消化器／ショック】症状である。

2. 原因となる食物を取った後、皮膚／粘膜／消化器／呼吸器の様々な症状が複数出現し、症状がドンドン進行してくる状態を（＿＿＿＿＿＿）と言う。

3. その中でも、「グッタリ」「意識がもうろう」「呼びかけに反応できない」「顔色が悪い」という症状が出る場合を（＿＿＿＿＿＿）と言う。

4. 学校で問題になる食物アレルギーのタイプは3つある。原因食物を摂ってから通常 2 時間以内に蕁麻疹・嘔吐・咳などがでる食物アレルギーを（　　　）型症状と言う。最も頻度が多いタイプである。

5. 食物を食べただけでは症状がでないが、給食後の体育など食べてから 2 時間以内に運動することなどにより誘発されるタイプの食物アレルギーを（　　　　　　）と言う。頻度は中学生で6000人に一人と言われている。

6. 生の野菜や果物を食べて 5 分以内に口の中がイガイガしたりするタイプの食物アレルギーを（　　　　　　）という。

7. 急なアレルギー症状で病院受診を要するのは 8 歳までの子供が全体の【4割、6割、8割】を占める。

8. 即時型アレルギーを来す原因食品は（　　　）、（　　　）、（　　　）の三品目で全体の約 3 分の2を占める。

9. 学童期において、即時型アレルギーで病院受診を要した原因食品は、1 位（　　　）、2 位（　　　）、3 位ソバ、4 位小麦、5 位（　　　）である。

10. （　　　　　　）に基づいた正しい診断による必要最小限の原因食物の除去が大切である。

11. 原因食物でも、（　　　）が誘発されない「食べられる範囲」までは食べることができる。すなわち、卵アレルギーであっても、例えばクッキーに含まれる卵成分程度なら食べて大丈夫な場合は、食べることが好ましい。ただし、学校・園ではこういう場合でも安全のために鶏卵完全除去とする。

12. 生活管理指導表に原因食物・（　　　）を正しく医療機関で記載してもらう。

13. 生活管理指導表を運用すれば、食物アレルギーの申請数が【減少・増加】する。

（アレルギー疾患対応資料（DVD）映像資料及び研修資料（文部科学省）より引用）

表8-7	「緊急時対応」DVD内容確認問題

「緊急時対応」DVD 内容確認問題

1. 緊急時に適切な対応をするためには、「日頃からの（　　　）」と「適切に行動できるための（　　　）」が必要である。

2. 学校時での緊急時の役割は「　　」「　　」「　　」「　　」「その他」がある。

3. 発見者は【担任・養護教諭・校長・教頭】のことが多いが、誰でもなりうることを想定して訓練をする。発見者は子供から離れないことが重要である。

4. （　　　）係は時系列で処置を記録する。また（　　　）分毎に症状を記録する。

5. 緊急時には、緊急性が高い症状があるか、（　　　）分以内に判断する必要がある。

6. 呼びかけに反応がなく、呼吸がなければ（　　　　　）を行う。エピペンおよび AED 操作方法とともに普段から訓練しておくことが必要である。

7. 緊急性が高いアレルギー症状がある場合は、救急車要請・ただちにエピペン使用・反応がなく呼吸がなければ心肺蘇生および AED 使用はもちろんだが、アレルギー症状のある児童生徒を【その場・救急車到着予定場所】で安静にすることも大切である。急な体位変換で心停止に至ったケースの報告もある。上層階に居る場合も、救急隊の便宜を図ろうとして 1 階に移動させようとして動かしてはならない。

8. エピペンを使用する際は【グー・チョキ・パー】で握る。

9. エピペン注射部位は太ももの（　　　）側である。

10. エピペンを児童生徒が自分で使用できない場合は、教職員が児童生徒に代わって注射することになる。その際、児童生徒が動かないように太ももの付け根と（　　　）をしっかり押さえて固定する必要がある。

（アレルギー疾患対応資料（DVD）映像資料及び研修資料（文部科学省）より引用）

Q8-5 集団調理における誤食防止のために注意する点を教えてください。

 各学校の実情を踏まえて、献立作成から給食提供体制づくり（表8-8）に至るまで、以下の「給食提供体制づくり」の項目を踏まえた学校内や調理場における対応マニュアルを整備しましょう。

表8-8　給食提供体制づくり

食物アレルギー対応を行う児童生徒の情報共有	食物アレルギー対応を行う児童生徒に関する情報を全調理員で共有する。また、共有する方法や掲示場所などを事前に決定しておく。
調理器具、食材の管理	使用する調理器具、材料、調味料等の管理についてルールを決め混入を防止する。
調理担当者の区別化	対応食担当の調理員を区別化することで、作業の単純化、引き継ぎによるエラーを防ぐ。十分な人員がない場合にも、調理作業等などを区別して行えるようにする。
調理作業の区別化	調理作業場の区別化を検討する。専用の設備がない場合には、調理作業などを区別して行えるようにする。
確認作業の方法、タイミング	調理作業工程の確認作業の方法やタイミングを決めておく。
調理場における対応の評価	調理場における対応限界を整理し、食物アレルギー対応委員会に問題提起する。委員会では、調理場の状況を踏まえ、対応方法を検討する。
実施献立・調理手順などの確認	当日の実施献立の確認を行う。緊急の変更事項や留意点に漏れがないよう、作業前の必須確認項目を確認する。
対応食の調理手順	食材の検収を確実に行うとともに、調理作業の区別化を意識して作業を行うなど混入を防止する。
調理済みの食品管理	調理後に混入や取り違えが起きないように管理（明示、ふた、ラップなど）する。
適時チェック作業	決められたチェック箇所、タイミングで確認を行う。
実施における問題の報告	日常のヒヤリハットを含め、対応における問題点などを食物アレルギー対応委員会に報告し、定期的に施設ごとに対応方法を評価・検討を行う。
児童生徒や保護者との連携	児童生徒の重症度や保護者の不安に応じて定期的に保護者と面談を行う。また児童生徒の給食への思いに傾聴し、対応に生かせるように考える。

（「学校給食における食物アレルギー対応指針」（平成27年3月文部科学省）より引用）

Q8 -6
給食以外の学習活動で注意する点を教えてください。

A 給食以外でも授業や校内行事（表8-9）で食物アレルゲンと触れ合う機会は頻回にあります。また、課外活動時は日頃の学校生活よりも誤食事故が発生しやすい状況にあります。アレルギー対応食対応が不十分になる可能性が高く、児童生徒自身の心理的開放感から危機意識が希薄になる可能性が高くなるからです。したがって、遠足や校外教育、修学旅行などの課外活動や日頃と違う授業を行う場合は、事前に具体的な内容を保護者に伝えておき、保護者の目からも安全性を確認してもらうようにしましょう。

表8-9 授業や校内行事で食物アレルゲンと触れ合う機会の例

- リサイクル教育の一環で行う食後の牛乳パック洗浄
- 家庭科授業での調理実習
- 図工授業での小麦粘土使用
- 豆まき
- そば打ち体験
- 食品成分の入った絵の具でのボディペイント
  など

課外活動（遠足、校外教育、修学旅行など）（表8-10）

誤食事故の危険度を最小限にするためには、事前準備を入念に行います。ただし、自由行動の摂食時は事前の確認が取れないので、食料はすべて持参するなどの工夫が必要です。

事前準備を入念にしても事故はあり得るので、現地の医療事情を事前に確認して、救急搬送の事情を確認しておきましょう。医療事情の悪い場所に行く場合はエピペン®の所持を検討します。

課外活動での食物アレルギーの危険性を過剰に評価すると参加できなくなるため、基本的には課外活動には参加できるように柔軟に判断することを心がけましょう。

表8-10 外食、修学旅行における注意点

事前の対応

アレルギー対応食を提供している店・宿泊施設かどうかを電話などで確認する。
- アレルギー担当者がいるのか。
- どの程度の除去食まで対応可能か。
- アレルギー食対応の経験はどのくらいあるか。
- マニュアルがあるか。
- マニュアル順守の取り組みをどうしているか。
- 調理者や配膳者などの実務者への情報伝達をどのようにしているか。
  場合によっては責任ある立場の従業員に文書で依頼することも考慮する。
  現地の近くに小児救急患者を受け入れ可能な病院があるか確認する。
- 救急車到着までの時間。
- 小児救急患者受け入れ可能病院搬送までにかかる時間。

店・宿泊施設で食事する際の注意点

- 除去食内容を従業員に確認する。
- 配膳時に従業員と患児・家族で除去内容を確認する。
  バイキングや中華料理など大皿から取り分ける場合はアレルゲン混入の危険がある。

第9章

災害への備え

　大災害が起こると、食物アレルギーの患者さんは、被災直後から食べるものがないという問題に直面する可能性があります。

　アレルギーを持つ人たちに対する災害支援や防災への取り組みは、阪神淡路大震災（1995年）から始まり、東日本大震災（2011年）、熊本地震（2016年）、そして、直近の平成30年7月豪雨まで、さまざまな経験を積み、教訓を得てきました。

　災害への対応方法は、「自助・共助・公助」にまとめられます。自助とは自分の責任で行うこと、共助とは周囲や地域が協力して行うこと、そして公助とは公的機関が行うことを指します。特に、発災直後は自助、共助による支え合いが大切で、「自助：共助：公助＝7：2：1」といわれています。

　食物アレルギー児を持つ家庭では、子どものアレルギーの状況と自宅の被災予測から、どこまでの備えをしておくかについて普段から考えて、整えておくことが大切です（自助、Q9-1）。

　つぎに、万一のときに助け合える親戚や友人、患者会や支援組織、医療機関とのつながりを確認しましょう（共助、Q9-2）。地域の行政による防災対策や、日本小児アレルギー学会を含む関係団体の災害時対応の動きも知っておくと、いざというときに救援を求める際に役に立ちます。一方、防災や災害支援に取り組む人たちは、アレルギーを持つ人たちが必要とする事柄について、あらかじめ認識しておきます（Q9-3）。

　日本小児アレルギー学会も、これまでの災害支援の経験を通して、行政や関連する諸団体と連携して災害支援にあたる仕組みを整えてきました（Q9-4）。想定外の事態が起きるのが災害ですから、すべてに共通なベストプランがあるわけではなく、柔軟な複数の手段を準備しておいて、その時に使える手段を見つけることになります。

　本章では、食物アレルギーに関する災害対応を考える個人、団体、行政などの立場の方に知っておいてほしいことをまとめました。

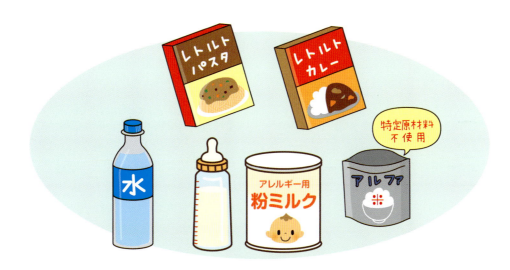

Q9-1 災害に備えて家庭では どのような準備をしたらよいでしょうか。

1. お子さんのアレルギーについて把握しておくこと

アレルギーが心配で食べさせたことのない食品が多く残っていると、非常時に不要な心配や苦労をする可能性があります。心配な食べものは、医師と相談しながら病院または自宅で食べさせて、アレルギーの有無をはっきりさせておきましょう。

つぎに、アレルゲン食品でも「食べられる範囲」をしっかり把握しましょう。例えば、牛乳アレルギーでも10mL程度を飲むことができれば、避難所などで配給される食糧の大部分は心配なく食べられます。一方、完全除去が必要な小麦アレルギーの場合は、すべての食糧を自分で確保できるくらいの備えが必要です。

2. 必要な食べ物を常備すること

被災した直後から、安全に食べられる食品を確保することが緊急の課題となります。状況によっては自宅で孤立して、電気も水もない状況で数日間救助を待つという場面も発生します。自宅には最低3日分、できれば1週間程度は食べられる食材を常備しておきましょう。備蓄食品は完全にしまい込むのではなく、多めのストックを日常的に順次食べて入れ替えるローリングストックをお勧めします。飲料水や、自宅で使えるカセットコンロも用意しておきましょう。

水害や土砂災害の可能性がある家では、備蓄食品を2階以上に置くことも考えましょう。

3. 備蓄する食べもの

避難所で配給される食品や炊き出しで使用される食材は、原材料が確認できないものも多く、パンと乾パンしか入手できないこともあります。特に小麦アレルギーや重症の牛乳アレルギーがあると、炊き出しの白米しか食べることができないという事態が生じてしまいます。

備蓄可能な非常食として、水を加えるだけで食べられるアルファ化米が普及しています。アルファ化米には、小麦、牛乳、卵、大豆、ゴマ、エビなどを含むものと、アレルギー特定原材料不使用のものがあります。どの種類を食べることができるのか原材料を確認して、必ず試食しておきましょう。

ミルクアレルギーのある赤ちゃんは、普段は母乳でも、母親のストレスで母乳が出なくなるとミルクが必要になります。普段から少しでもアレルギー用ミルク（**Q4-4**）を飲んで慣れておくと安心です。

4. 生活用品・医薬品・お薬手帳

緊急時持ち出し用の非常袋には、日常的に使うスキンケア用品や普段使用している飲み薬、ぬり薬、吸入薬などを入れておきましょう。エピペン®は外出時にも常に携帯して、緊急時に使用する薬、お薬手帳などは置き場を決めてすぐに持ち出せるように心がけましょう。

被災時には、子どもが保護者と離れて避難する場合があります。そのような場合でも食物アレルギーがあることを周囲の方々に知っていただけるように、アレルギーの状態や治療内容、連絡先、医師などを記入したカードを用意して、常に子どものカバンに入れておきましょう。必要なときに、名札やゼッケンのような形で周囲に気づいてもらえるようにすることも有用です。

Q9-2 緊急時に周りの人と助け合うにはどうしたらよいでしょうか。

A いざというときに最も頼りになるのは、普段から親しくしている近所の方やアレルギー仲間、そして食品や生活用品などを買っている商店やドラッグストアかもしれません。地域で活動している患者会やアレルギー支援団体の中にも、災害に備えた活動に力を入れているところが増えてきました。会員同士が協力して備蓄食糧を保管し合い、いざというときには提供し合う活動をする患者会もあります。

かかりつけ医や地域のアレルギー専門施設、都道府県が指定するアレルギー拠点病院などが災害に備えてどのような準備を整えているのか知っておくことも役に立つことがあります。

大規模災害の発生後に、全国レベルで救援活動の手が届くまでには、早くても3～5日かかります。それまでの迅速な対応は、地域での日頃のつながりが最も力を発揮します。

地域の避難所や防災対策の状況を把握しておくことも大切です。地域で開催される防災訓練などに参加して、行政の防災担当者にアレルギーのことを理解してもらうよう働きかけることも有効です。保健センターの栄養士や保健師さんと知り合いになっておくことも、いざというときに安心です。

個人で働きかけるのは大変ですが、地域の患者会と行政担当者が顔の見える関係になっていることは、最も力を発揮します。

日本小児アレルギー学会でも、緊急時のSOSを受け取る窓口を作っています（Q9-4）。全国レベルで活動するNPO団体でも、メールや会員制交流サイト（SNS）による緊急時支援用の連絡先を提供しているところがあります。

緊急時にどのような通信手段が残されているかはわからないので、普段から複数の通信手段を確認しておくことをお勧めします。

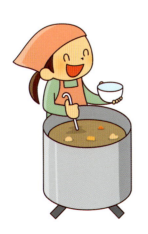
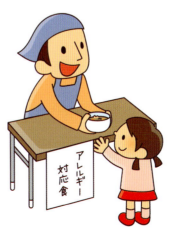

Q9-3 行政や自治体、災害支援団体では、どのような備蓄をしたらよいでしょうか。

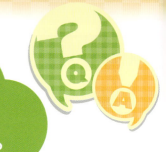

A 食物アレルギーを持つ患者さんは、緊急時の非常食に特別な配慮を必要とする災害弱者です。しかし、症状の重症度には大きな個人差があり、原因食品を大量に食べなければよい軽症者から、食器に付着した程度のごく微量でもアナフィラキシーを誘発するリスクのある人までいます。原因食品と重症度に応じて、適切な配慮が必要となります。

食物アレルギーは特に子どもに多く、乳幼児の5〜10%、小学生でも5%の有症率があります。中でも災害時の食糧として問題になるのは、小麦、牛乳、鶏卵、大豆、ゴマ、エビなどです。ピーナッツやナッツ類、ソバ、果物、魚アレルギーの人もいますが、災害備蓄食品で問題になることは少ないと思われます。

備蓄用の乾パンやクラッカー、配給されるパンなどは小麦でできていて、さらにその多くは牛乳も含みます。重度の小麦、牛乳アレルギーの人は一切食べることができず、死活問題となります。それを解決するためにアルファ化米の備蓄が普及してきましたが、上記のアレルゲンを含む商品と、それを完全に排除した「特定原材料不使用」商品があります。行政が備蓄するアルファ化米の中で、何割かをアレルギー用の商品にすることが一般化してきました。アレルギー用アルファ化米が必要な人に届くように、一般の備蓄と区別して保管・流通することが求められます。

備蓄するすべてのアルファ化米をアレルギー用商品にする自治体も増えてきました。実際に、両者で価格も取り扱いも同等なので、緊急時の業務負担を減らし、被災者の安全確保のためには、すべてアレルギー用とすることが得策です。

ミルクアレルギーのある赤ちゃんは、ふつうの粉ミルクを飲むことができないため、必ずアレルギー用ミルク（Q4-4）が必要になります。備蓄に必要な量は、ミルク全体の3%程度が妥当です。アレルギー用ミルクの中にも、一部の重症児では症状を認めることがあるので、より安全な商品を備蓄する配慮が必要です。

大豆アレルギーのない赤ちゃんには、調製粉末大豆乳を使うこともできます。これは水でも溶解できて味もよく、必要であればアレルギーのない乳幼児や成人（高齢者）でも、バランスよく栄養のとれる飲料として使うことが可能です。

被災時は多くの人が危機に直面しており、特別な配慮を必要とする人にまで手が回らないという状況も想定されます。アレルギーで食べることができない人が「こんな緊急時にぜいたくなことを」という目で見られてしまう場合もあります。行政やボランティアの立場で災害支援に取り組む人たちが、食物アレルギーを正しく認識することはとても大切です。

日本小児アレルギー学会では、被災者をケアしていただく人に向けたパンフレットを作成しています（Q9-4）。

Q9-4 日本小児アレルギー学会の取り組みにはどのようなことがありますか。

A 日本小児アレルギー学会では、災害対応委員会を設置して日常的な備えと発災時の対応にあたっています。学会のホームページ(http：//www.jspaci.jp)では、つぎの資料を公開しています。

(1) 災害時のこどものアレルギー疾患対応パンフレット(改訂版)：災害発生時に備えて、普段の心がけや準備のポイントがわかります。患者さん自身、行政担当者のいずれにも参考になる内容です。

(2) 災害時掲示用ポスター：災害時に避難所などに張り出して使用できます(78ページ)。

(3) 災害派遣医療スタッフ向けのアレルギー児対応マニュアル：災害時に活動する医療スタッフ(災害派遣医療チーム：Disaster Medical Assistance Team, DMAT、巡回医師、保健師・看護師など)に向けて、喘息・アトピー・アナフィラキシーの応急処置や使用薬剤の情報を提供しています。

災害時の子どものアレルギーに関する相談窓口として、専用のメールアドレス(sup_jasp@jspaci.jp)を開設しています(日本小児アレルギー学会 災害相談窓口)。

災害発生時には、アレルギー関連学会(日本アレルギー学会、日本小児臨床アレルギー学会、日本アレルギー協会)と共同して対応にあたります。特に、食物アレルギーに関しては、日本栄養士会が開設する特殊栄養ステーションの活動を後方支援することで、食物アレルギーの人の情報収集や状況の判断、必要な物資の調達に協力することになっています。

大規模災害が発生したときに、多くの人が支援物資を直接現地に届けることは、対応にあたっている関係者の負担になってしまう可能性もあります。学会としては、被災地の近隣にある医療機関に拠点を置いて支援物資を受け取り、内容確認や仕分けをした上で、現場と直接連絡を取り合いながら被災地に送り出すようにしています。

アレルギー関連の患者会やNPO団体などの人も、こうした学会が取りまとめる活動に協力いただけることを期待しています。

災害時アレルギー対応

アレルギーのこどものために

　食物アレルギー、ぜんそく、アトピー性皮ふ炎などのこどもたちは、避難所などの食事や環境によって病気が急に悪化することがあります。

◇ **食物アレルギーのこどもがいたら行政担当者に知らせ、アレルギー対応食の支援を受けてください。**

必要な除去食の内容（例：卵と小麦はダメ）やアドレナリン自己注射薬（エピペン®）を携帯していることなどの情報を行政担当者に伝えてください。

アレルギー用

◇ **アレルギーの原因となる食物、ほこり、ペットを避けましょう。**

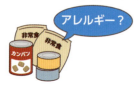 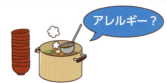

・支援食配給時、食物アレルギーのこどもに配慮をお願いします。
・炊き出しなどで調理に使っている食材を詳しく伝えましょう。
・マスクなどでほこり、煙、粉塵を避けて、ペットは室外で避難させましょう。

◇ **治療に必要な電源や水、スペースを優先して使用させてください。**

・ぜんそく患者は電動の吸入器を毎日使用することがあります。
・毎日の清拭（ぬれタオルでやさしくぬぐうこと）やシャワーは、アトピー性皮ふ炎の治療に必要です。

◇ **ぜんそく症状やアナフィラキシーがあるときには、すみやかに診察を受けましょう。**

・ぜんそく：強い咳き込みやゼーゼーする呼吸がある場合。
・アナフィラキシー：食後に、急に咳き込み始めたり、強い腹痛や繰り返す嘔吐がみられた場合。エピペン®はなるべくその場で使用しましょう。

災害時のこどものアレルギーに関する相談窓口（無料）
▶メール相談：sup_jasp@jspaci.jp

日本小児アレルギー学会
ホームページURL：http://www.jspaci.jp/

（「災害時のこどものアレルギー疾患対応ポスター」より引用）

索　　引

英文索引

IgE依存性　8, 13
oral allergy syndrome（OAS）　19, 20
β-ラクトグロブリン　41
ω-5グリアジン　27

和文索引

あ行

アトピー性皮膚炎　6, 11, 12, 13, 16, 17, 21, 22, 23, 25, 29, 44
アドレナリン自己注射薬　18, 51, 56, 58, 62, 64, 69, 78
アナフィラキシー　10, 13, 15, 18, 19, 22, 25, 27, 29, 38, 39, 40, 48, 53, 54, 56, 57, 58, 60, 61, 64, 65, 66, 67, 68, 69, 76, 77, 78
アニサキスアレルギー　39
アミノ酸乳　17, 35
アルファ化米　74, 76
アレルギー性鼻炎　23
アレルギー表示　50
アレルギーマーチ　13, 23
アレルギー用ミルク　12, 32, 34, 35, 39, 43, 74, 76
アレルゲンコンポーネント　27
アレルゲン性　31, 36, 41
イクラ　39
遺伝子　11
医薬品　53, 74
インフルエンザワクチン　53
栄養教諭　68
エピペン®　18, 51, 54, 55, 56, 57, 58, 59, 60, 61, 62, 63, 64, 65, 66, 69, 72, 74, 78
オボムコイド　27, 41

か行

回転食　44
課外活動　72
加工食品　19, 25, 31, 32, 33, 34, 36, 37, 38, 39, 40, 41, 46, 49, 50, 52
加水分解乳　12, 17, 35
カゼイン　35, 41, 53
家族歴　11
学校　18, 47, 49, 54, 55, 56, 65, 66, 67, 68, 69, 71, 72
花粉-食物アレルギー症候群　38, 41

（右列）

花粉症　10, 11, 13, 19, 21, 23, 38, 40
かゆみ　6, 9, 14, 15, 19, 21, 26, 38, 39, 51, 59, 60
寛解　13, 23
看護師　66, 77
感作　6, 8, 11, 12, 23
感染症　8
漢方薬　53
気管支拡張薬　58, 59
給食　42, 47, 55, 65, 67, 68, 71, 72
牛肉　33, 34, 40, 44, 50
牛乳　6, 9, 10, 12, 13, 16, 17, 18, 22, 29, 33, 34, 35, 40, 41, 43, 44, 46, 47, 52, 53, 67, 68, 72, 74, 76
魚肉　33, 34, 39
魚卵　10, 25, 33, 39
魚類　10, 13, 39, 43
緊急性が高いアレルギー症状　51, 56, 57, 60
果物　10, 13, 17, 18, 19, 20, 22, 26, 28, 38, 41, 76
グルテン　27, 36
経口免疫寛容　8
経口免疫療法　22, 42, 48
経皮感作　11
鶏卵　6, 10, 12, 13, 16, 22, 27, 33, 39, 41, 44, 46, 47, 53, 68, 76
月経　21
血中特異的IgE抗体検査　24, 26, 27, 28, 40
原材料表示　32, 33, 34, 36, 37, 40
甲殻類　10, 13, 18, 22, 39, 41
口腔アレルギー症候群　10, 13, 19, 20, 22, 26, 38
抗原強弱表　44
抗原特異的IgG抗体検査　44
交差反応　27, 36, 39
抗精神病薬　64
紅斑　15, 19, 28
抗ヒスタミン薬　18, 51, 58
呼吸器の症状　14, 19, 57, 58, 64
誤食　40, 48, 51, 52, 71, 72
粉ミルク　17, 76
ゴマ　37, 74, 76
小麦　6, 10, 13, 16, 18, 22, 26, 27, 32, 33, 36, 39, 41, 44, 46, 47, 50, 68, 72, 74, 76, 78

さ行

災害　68, 73, 74, 75, 76, 77, 78
魚　9, 10, 13, 18, 22, 25, 32, 33, 34, 39, 41, 43, 50, 76
湿疹　6, 9, 11, 12, 14, 16, 21, 25, 44, 58
授乳　12, 25
循環器の症状　14, 64
除去食　43, 52, 54, 72, 78
食中毒　9

食品添加物　40
食品表示　25, 49, 50, 54
食物依存性運動誘発アナフィラキシー　10, 13, 18, 22, 39
食物経口負荷試験　17, 24, 25, 29, 37, 39, 40, 44, 45, 46, 48, 51, 52, 54, 55, 67
食物除去　12, 25, 30, 31, 42, 43, 45, 47, 54, 68
食物不耐症　9
神経の症状　14
新生児・乳児消化管アレルギー　13, 17
じんましん　9, 14, 15, 18, 25, 38, 39, 41, 51
スキンケア　12, 25, 74
ステロイド薬　51, 58
ストレス　48, 74
生活管理指導表　55, 65, 67, 68
摂取間隔　30
接触皮膚炎　28
全身性の症状　38
喘息　11, 13, 17, 21, 22, 23, 48, 64, 77
喘鳴　14, 58
総負荷量　29, 30, 45
即時型症状　13, 25, 27
即時型食物アレルギー　10, 13, 19, 25, 38, 44
即時型反応　8
ソバ　10, 13, 18, 22, 25, 40, 76

た行

大豆　13, 17, 19, 26, 27, 32, 33, 34, 35, 37, 40, 43, 44, 50, 74, 76
耐性獲得　13, 22, 29, 45
代替食品　43
タンニン酸アルブミン　53
調製粉末大豆乳　35, 76
調理器具　32, 71
低アレルゲン化食品　31
豆乳　17, 19, 27, 34, 35, 40, 43, 76
特定原材料　31, 50, 74, 76

な行

ナッツ類　10, 25, 26, 37, 76
日光　11
肉アレルギー　40
乳化剤　50
乳酸菌　34, 46, 53
乳酸菌製剤　53
乳清タンパク質　41
乳糖　9, 34, 35, 53
乳糖不耐症　9
入浴　18, 21, 48
妊娠　12

は行

パッチテスト　28
バリア機能　8, 11, 16
非IgE依存性　13
ピーナッツ　10, 13, 20, 22, 25, 27, 37, 76
非ステロイド性抗炎症薬　18, 21
ビタミン　11, 31, 34, 35, 39, 43
ビタミンD　11, 34, 39, 43
皮内テスト　28
皮膚の症状　14, 51, 58
皮膚プリックテスト　19, 24, 25, 26, 28
疲労　21
膨疹　28
保育所（園）　47, 49, 55, 56, 65, 66, 67
保健師　75, 77
母乳栄養　12

ま行

ミネラル　31

や行

薬理活性物質　9
養護教諭　66, 68
幼稚園　47, 49, 55, 56, 65, 66, 67
予防接種　44, 49, 53

ら行

卵白アレルゲン　41
リスペリドン　64
リゾチーム塩酸塩　53
離乳食　6, 11, 12, 16, 25, 35
旅行　64, 72
レシチン　35, 50

子どもの食に関わる方々へ

食物アレルギーハンドブック2018

2018年10月17日	第1版第1刷発行
2020年 4月27日	第2刷発行
2022年 4月11日	第3刷発行

■ 監修　　　　　　海老澤 元宏／伊藤 浩明／藤澤 隆夫

■ 作成　　　　　　一般社団法人日本小児アレルギー学会
　　　　　　　　　食物アレルギー委員会

■ 編集・制作・発売　株式会社　協和企画
　　　　　　　　　〒170-8630 東京都豊島区東池袋3-1-3
　　　　　　　　　https://www.kk-kyowa.co.jp/
　　　　　　　　　お問い合わせ：上記ホームページの
　　　　　　　　　〈お問い合わせフォーム〉よりお寄せください。

■ 印刷　　　　　　株式会社エイチケイグラフィックス

Ⓒ無断転載を禁ず
ISBN978-4-87794-201-4　C3047　¥1800E
定価：1,800円＋税